歩行の
ニューロリハビリテーション
第2版

～歩行再獲得のための理論と臨床～

中澤　公孝　著
東京大学大学院総合文化研究科教授

株式会社 杏林書院

第2版 まえがき

　「歩行のニューロリハビリテーション」初版を執筆してから10年余りが経過した．この本の執筆を開始したのは，前職の国立障害者リハビリテーションセンター研究所在籍中，2007年であったと思う．私はその後，2009年に東京大学に異動した．そして，まもなく発刊されたのが本書である．

　この約10年間，リハビリセンター時代の研究を継続しつつ，スポーツ科学にも研究の視野を広げた．とりわけ，パラアスリートの脳研究という新たな研究領域の開拓に至ったことは，10年前には全く予想することができなかった事態である．私事ではあるが，この10年の間に父，母の介護を経験し，そして父，母の最期を相次いで看取ることになった．両親の介護は，私が取り組んできた研究の限界を突き付けるものであったが，同時に研究の臨床的意義を改めて，リアリティをもって実感させてくれる尊い経験でもあった．

　今回の改訂版は，歩行のニューロリハビリテーション関連研究における10年間の進歩を受けて，新たな内容を書き加えたものである．特に，近年目覚ましい進歩を見せているニューロモジュレーションに頁を割いた．また上記したパラアスリートの脳研究も，再生医療の進展を受け，中枢神経再編を誘導するメカニズムと効率的誘導法開発につなげる研究が今まさに必要との認識から，あえて新たなセクションを設けて書き加えた．第4章3「水中歩行トレーニングの理論と臨床」には，東京大学大学院時代の恩師である宮下充正先生，国立障害者リハビリテーションセンター研究所時代の恩師，矢野英雄先生の両先生のご指導の下，こつこつと続けてきた水中ポールウォーキングに関する研究データも加えることができた．両先生にはこの場を借りて御礼申し上げる次第である．さらに，第1章「直立二足歩行のバイオメカニクス的特徴と神経制御」には，東京大学で立ち上げた研究室で育った研究者の成果も盛り込むことができた．研究室を主宰する者として望外の喜びである．

　最後に杏林書院の佐藤直樹氏には，今回の第2版を完成させるべく多大なるご尽力をいただいた．ここに心より感謝の意を表する次第である．

　本書がこの研究領域に興味を持つ多くの読者の知的好奇心に応えるものであることを願う．

　令和元年7月　プラハからの機内にて
　中澤　公孝

初版 まえがき

　本書は，歩行機能の再獲得をめざしたニューロリハビリテーションの理論的基盤，すなわち中枢神経の可塑性とヒトの直立二足歩行に関する神経科学，その最新の知見をまとめた理論書である．実際のリハビリテーションの例として，トレッドミル歩行トレーニングや装具歩行トレーニングの例が紹介されるが，それらはいずれも理論的基盤に立脚した実践例であって，豊富な経験則に立脚した例ではない．誤解がないようにここで強調しておきたいのは，著者はリハビリテーションの臨床における科学に裏打ちされた理論と，経験則に基づいた理論の優劣を議論する立場をとらないということである．本文中でも取り上げられるが，理論的に構築された最新のトレッドミル歩行トレーニングであっても，科学的手法が未だ適用できない要素や未解明の部分が大半を占めるといっても過言ではない．実際の臨床場面では，経験的知識に頼らざるを得ない場面が否応なく多くなる．とはいえ，科学的手続きを経て証明された事実が，実践理論の根拠としては最も強固であることはいうまでもない．これが今日のEBM（evidence based medicine）の理念であり，現在の歩行ニューロリハビリテーションもすべて科学的証拠に基づいた方法であることが理想であろう．

　ニューロリハビリテーション（neurorehabilitation）という言葉は，神経科学，とりわけ人間の脳を対象とした神経科学が急速に発達し，その分野で次々に発見された新たな知見がリハビリテーションに応用されるようになって生まれた言葉である．本書で取り上げるトレッドミルを用いた歩行トレーニングも，神経科学領域で明らかとなった新たな事実，それを基に組み上げられた理論に立脚しており，まさにニューロリハビリテーションの範疇に属するリハビリテーション技法である．著者の印象では，ニューロリハビリテーションという分野は，その理論は神経科学に基盤をもち強固であるが，新しいがゆえに，個々の技法の効果については科学的な検証が追いついていない感がある．今後，新たなニューロリハビリテーション技法が登場するたびに，効果の科学的検証とともに，経験の蓄積と経験則の構築が必要になると思われる．両者は車の両輪となって，合理的なニューロリハビリテーション技法の確立に貢献するはずである．歩行のニューロリハビリテーション理論も，1990年代後半のまさにパラダイムシフトを経て登場したばかりの浅い歴史しかもたない．著者は本書を，神経疾患や傷害に起因する歩行障害のリハビリテーションにかかわる臨床家やこの新しい分野に興味をもつ研究者，学生を主たる対象として執筆した．内容的には，歩行のニューロリハビリテーションに関連する理論の部分に比較的多くの項を割いた．それは，現状での既知の部分と未知の部分を明らかにし，臨床での経験則の方向性を未知の部分に向けたかったという意図がある．本書がこの新しい歩行のニューロリハビリテーションの発展に少しでも寄与し，自立歩

行が困難となった多くの方の歩行再獲得に貢献できることを切に願うものである．

　本書で紹介する研究データの多くは，筆者が18年間在籍した国立障害者リハビリテーションセンター研究所で同僚とともに行ってきた研究結果の一部である．あらためて振り返ってみると，常に研究チームとして一つ一つの研究課題に取り組んできたため，実に多くのメンバーがそれらのデータ取得にかかわっていたことがわかる．これまでともに研鑽を積んできた，それら"研究仲間"の存在なくして本書をまとめることはできなかった．この紙面を借りて感謝申し上げる次第である．

　最後に，杏林書院の宮本剛志氏には本書企画の段階から並々ならぬご尽力をいただいた．筆者にとってはじめての単著執筆で要領を得ないうえに，想定外の職場の異動という事態もあって，本書の完成までに，当初の予定を大幅に超える時間を費やしてしまった．宮本氏には，最後まで粘り強く導いていただいたことに心より感謝の意を表したい．

平成22年7月　駒場キャンパスにて
　中澤　公孝

目 次

第1章　直立二足歩行のバイオメカニクス的特徴と神経制御 …………………… 1

1. 直立二足歩行の発祥 ……………………………………………………………… 2
2. 直立二足歩行のバイオメカニクス ……………………………………………… 3
   1）直立二足歩行中の床反力 …………………………………………………… 5
   2）歩行中の下肢関節の動き …………………………………………………… 6
   3）歩行中の筋と腱の動態 ……………………………………………………… 8
   4）歩行中の下肢関節モーメント ……………………………………………… 9
   5）歩行のゆらぎ ………………………………………………………………… 11
   6）歩行のエネルギー論 ………………………………………………………… 12
   　　（1）歩行中の消費エネルギー ……………………………………………… 12
   　　（2）歩行中の位置エネルギーと運動エネルギー ………………………… 13
   　　（3）機械的効率 ……………………………………………………………… 14
3. 歩行の神経制御 …………………………………………………………………… 14
   1）高位中枢による制御 ………………………………………………………… 15
   2）脊髄による制御 ……………………………………………………………… 18
   3）ヒトのCPG …………………………………………………………………… 18
   　　（1）損傷高位と歩行様筋活動 ……………………………………………… 20
   　　（2）感覚入力との相互作用 ………………………………………………… 21
   　　（3）上肢と下肢の協調 ……………………………………………………… 25
   4）歩行中の反射の役割 ………………………………………………………… 25
   　　（1）H－反射の位相依存性 ………………………………………………… 26
   　　（2）伸張反射の位相依存性 ………………………………………………… 28
   5）歩行中の伸張反射強度の調節とその機能的意義 ………………………… 28
   6）歩行の筋シナジー …………………………………………………………… 32
   　　（1）平面法則 ………………………………………………………………… 33
   　　（2）筋シナジー ……………………………………………………………… 34
まとめ ………………………………………………………………………………… 37
Coffee break 1：三木成夫について ……………………………………………… 43
Coffee break 2：イップスとフォーカルジストニア …………………………… 44

Pre2章　2章を読む前に知っておきたい ………………………………………… 45

日本の脊髄損傷者の現状 …………………………………………………………… 46
損傷高位と機能的帰結 ……………………………………………………………… 46

神経学的診断 ……………………………………………………………………… 48
　　脊髄損傷後の合併症・生活習慣病 ……………………………………………… 49

第2章　歩行ニューロリハビリテーションの基礎〜ヒトの運動制御機構〜 …… 51

1. 運動の制御機構 ………………………………………………………………… 52
　1）筋 ……………………………………………………………………………… 52
　　（1）構　造 …………………………………………………………………… 52
　　（2）筋束の配置と筋の機能 ………………………………………………… 53
　2）脳による運動制御 …………………………………………………………… 54
　　（1）大脳の運動制御系 ……………………………………………………… 55
　　（2）脳幹の運動制御系 ……………………………………………………… 58
　　（3）脊髄の運動制御系 ……………………………………………………… 58
　3）反射運動の神経機構 ………………………………………………………… 60
　　（1）種々の出力パターンを生み出す脊髄の神経回路 …………………… 60
　　（2）反射運動 ………………………………………………………………… 61
まとめ ……………………………………………………………………………… 67
Coffee break 3：スイス …………………………………………………………… 70
Coffee break 4：オリンピックとパラリンピック ……………………………… 71

第3章　中枢神経の可塑性と運動学習 ……………………………………………… 73

1. 一次運動野の可塑性 …………………………………………………………… 75
2. 脊髄の可塑性 …………………………………………………………………… 77
3. トレッドミル歩行トレーニングの効果について …………………………… 85
4. パラリンピアンにみる脳の可塑性 …………………………………………… 86
　1）パラスイマーの例 …………………………………………………………… 86
　　（1）水泳の動作が可能となった機序について …………………………… 89
　2）義足の幅跳び選手の例 ……………………………………………………… 90
　3）ニューロリハ的意義について ……………………………………………… 92
5. 運動の学習 ……………………………………………………………………… 92
　1）小脳・大脳基底核の役割 …………………………………………………… 92
　2）身体の記憶（motor memory）……………………………………………… 94
　　（1）上肢運動の適応 ………………………………………………………… 94
　　（2）歩行の適応 ……………………………………………………………… 95
　　（3）歩行と走行の適応 ……………………………………………………… 99
6. ニューロモジュレーション …………………………………………………… 100
　1）脊髄硬膜外刺激 ……………………………………………………………… 100
　2）経皮的脊髄電気刺激 ………………………………………………………… 102
　　（1）神経機序 ………………………………………………………………… 102
まとめ ……………………………………………………………………………… 103

Coffee break 5：スポーツと情報科学 ･･ 108

第4章　歩行トレーニングの実際 ･･ 109

1．免荷式トレッドミル歩行トレーニングの理論と実際 ･･････････････････････････ 110
1）免荷式歩行トレーニングの理論 ･･ 111
2）免荷式歩行トレーニングの実際 ･･ 112
（1）マニュアルトレーニング ･･ 112
（2）免荷式歩行トレーニングの効果 ･･････････････････････････････････････ 113
（3）ロボットを用いた免荷式トレッドミル歩行トレーニング ････････ 115
（4）Lokomat®の構造とこれを用いたトレーニングの実際 ････････････ 117

2．歩行装具を用いた歩行トレーニング ･･ 122
1）完全対麻痺者の歩行訓練 ･･･ 123
（1）麻痺領域の機能退行に対する効果 ･･･････････････････････････････････ 124
（2）痙性に対する効果 ･･ 125
（3）合併症の発現リスクに対する効果 ･･･････････････････････････････････ 125
（4）免疫機能に対する効果 ･･ 125
（5）全身持久性に対する効果 ･･ 125
2）より実際的な問題 ･･ 126
（1）訓練経過に伴う身体的負担度の変化 ････････････････････････････････ 127
（2）装具歩行に代わる立位訓練 ･･ 129

3．水中歩行トレーニングの理論と臨床 ･･･ 131
1）水の特性 ･･･ 131
2）水中運動時の生理的反応 ･･･ 131
3）水中歩行のバイオメカニクス的特性 ･･････････････････････････････････････ 133
4）水中ポールウォーキング ･･･ 135
（1）筋活動 ･･ 138
（2）エネルギー消費 ･･ 141
（3）リハビリテーションへの応用 ･･･････････････････････････････････････ 141

まとめ ･･ 142
Coffee break 6：文武両道 ･･ 147
Coffee break 7：日本の伝統的スポーツ文化の疲弊 ･･････････････････････････････ 148

第5章　高齢者・障害者の健康・体力の保持増進と運動 ･････････････････････ 149

1．加齢と歩行の変化 ･･ 150
1）認知機能と歩行 ･･･ 152
2）歩行が脳に与える影響 ･･･ 153

2．障害者の健康維持の問題 ･･･ 156
1）障害者の生活習慣病・二次的障害の実態 ･･････････････････････････････････ 157
2）障害がある人のための運動処方 ･･･ 159

（1）運動指導の流れ …………………………………………………………………… 159
　（2）体力の測定と評価 …………………………………………………………………… 159
　（3）体力測定項目の例 …………………………………………………………………… 160
　（4）麻痺肢の他動運動の効果 …………………………………………………………… 160
3）各種障害とその運動指導 ……………………………………………………………… 162
　（1）脊髄損傷 ……………………………………………………………………………… 163
　（2）脳血管障害 …………………………………………………………………………… 164
　（3）脳性麻痺 ……………………………………………………………………………… 166
4）Adapted Physical Activity, Adapted Sports ……………………………………… 168
まとめ ………………………………………………………………………………………… 169
Coffee break 8：加齢と自立歩行 ………………………………………………………… 172

　索　引 ……………………………………………………………………………………… 173
　著者紹介 …………………………………………………………………………………… 181

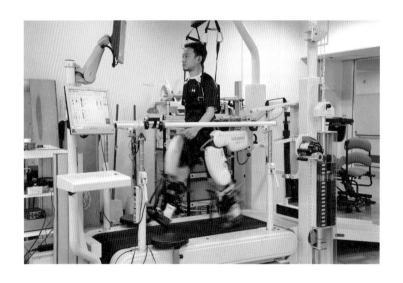

第1章

直立二足歩行のバイオメカニクス的特徴と神経制御

1. 直立二足歩行の発祥

　　ヒトはなぜ直立して二本足で歩くようになったのか？　これは人類史上の大きな謎である．この答えは人類学の進歩を待つよりほかにない．しかし，直立するヒト科動物の出現した時期は比較的はっきりしている．これは最古のヒト科化石の年代で決定される．したがって，新しい最古の化石が発見されない限り，ヒト科動物の学術上の起源は変わらない．現存する最古のヒト科化石は，少なくとも今から600万年前のものとされている[1]．すなわち，ヒトの祖先はすでに600万年前には直立二足歩行を行っていたと考えることができる．

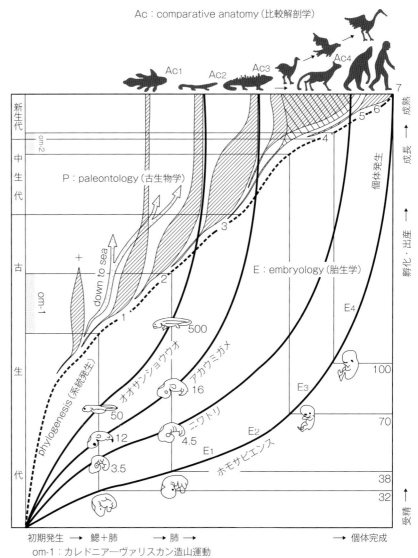

図1-1　生物の系統発生と個体発生を関連付けた図 (三木, 1992[2])

この600万年という時間は，人間の寿命と比較すればとてつもなく長い時間であることに間違いない．しかし，地球誕生からの歴史46億年からすればわずか0.13％，地球誕生から現在までを1年とし，現在を1月1日の午前0時とするならば，600万年前は，前年の12月31日午後1時過ぎということになる．さらに，地球上にはじめての生物が現れてからの約5億年の時間と比べても，600万年はたかだか1.2％である．

　このようにみてくると，地球の歴史，生物の歴史の中で，直立二足歩行動物の出現はごくごく最近の出来事であることがわかる．このことはまた，地球上の生物は直立二足歩行という移動様式を獲得するまでに5億年ほどの時間を費やした，と言い換えることもできる．この進化の過程は直立二足歩行のメカニズムの根本的構成要素に反映しているはずである．歩行を司る中枢パターン発生器（central pattern generator：CPG）の研究がヤツメウナギなどの原始生物を対象としても行われる所以であろう．

　地球上の生物において，ヒトにしかみられない直立二足歩行という特異な移動形態は，根本的には太古以来，膨大な時間を費やした進化の結果獲得されたものであり，すべての動物に共通する基盤の上に成立した移動形態である．それゆえ，ヒトの直立二足歩行がどこまで他の動物と共通で，どこから異なるのか，時に系統発生的視点から歩行を眺めてみると，その特徴がいっそう際立ってみえることがある．

　図1-1[2]は三木が生物の進化と個体発生を連関させて示した図である．これは，"個体発生は系統発生を繰り返す"とする有名なヘッケルの反復説を表現するものである．三木本人が描いたこの芸術的シェーマを見たとき，進化の頂点に位置する人間の直立二足歩行が，すべての生物の基盤の上に成り立ち，個体発生的にも最も長い時間をかけて成立していることが直感的に理解できる．また同時に高度であるがゆえか，故障に対しては最ももろい歩行形態であることも納得できる．

　以下では，この進化の頂点に立つ人間の直立二足歩行の力学的特徴とその制御についてみていく．

2．直立二足歩行のバイオメカニクス

　直立二足歩行は，地球上でヒトだけが行うことのできる特殊な移動形態である．地球の重力環境下で生物が進化を続けた結果，最も新しく登場した移動形態ともいえるが，直立二足歩行が最も優れた移動形態であるか否かは，何をもって評価するかで異なる．安定性でいえば四足歩行の方がより安定しているし，速さでいえばチーターの方がはるかに速い．しかし，二足歩行によって上肢が自由に動かせるようになったことが，その後の人類文化の爆発的発展に決定的に寄与したであろうことは，もはや常識的に語られている．では，この独特なヒトの直立二足歩行はバイオメカニクス的視点からみてどのような特徴があるのであろうか．まずは，その特徴をみ

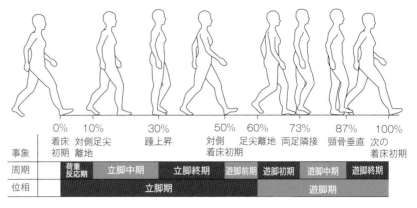

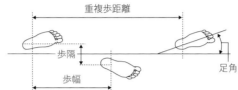

図1-2　歩行を運動学的・力学的に記述するために用いる用語（Neuman, 2002[3]）より改変）

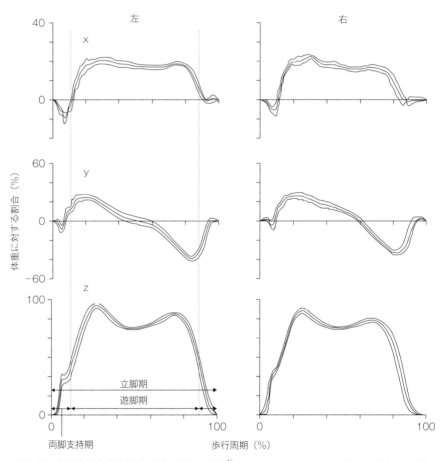

図1-3　歩行中の左右床反力の例（中澤, 2008[4]）　　x：左右, y：前後, z：垂直の各成分

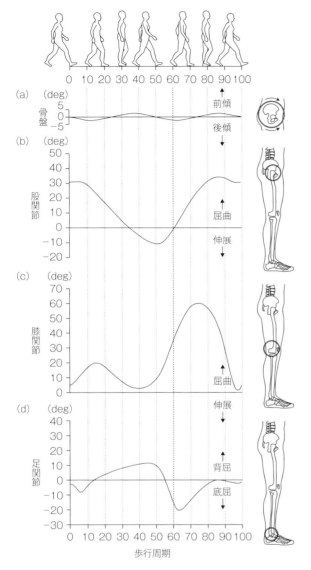

図1-4　歩行一周期中の下肢三関節の動き（Neuman, 2002[3]）

ていくことにしよう．

歩行の特徴を力学的に記述し，共通理解を図るためには共通の語彙を用いる必要がある．二足歩行の局面を片脚に着目して大きく2つに分ければ立脚期と遊脚期ということになる．その中でさらにさまざまな力学的事象に合わせてそれぞれの局面が定義されている．図1-2[3]に歩行のバイオメカニクス的記述に用いられる標準的な用語を整理して示す．

1）直立二足歩行中の床反力

歩行中の身体は，足裏と地面との接触によって反力を得，推進力を得る．直立二足歩行の場合，身体と地面との接触は足裏のみであり，その時の反力の様相には，歩行の特徴がよく反映される．床反力は実際には足がある面で地面と接触するため，一点に作用するわけではない．しかし，床反力計を用いて計測すると，全体の力の作用点を求めることができる．その位置は足圧中心あるいは圧力中心（center of pressure：COP）と呼ばれる．すなわち，床反力全体を1つの力のベクトルで代表させた時の作用点が圧力中心である．床反力ベクトルは垂直，左右，前後，それぞれの方向の分力に分解することができる．床反力計を用いるとそれら3方向の分力を計測することができる．

図1-3[4]は歩行中の床反力3成分，左右（x），前後（y），垂直（z）を記録した例である．この図から定性的には歩行中の床反力の動きを次のように読むことができる．踵接地（heel contact：HC）後，3分力のうち最大の垂直成分が急激に増大し，第一のピークが出現する．垂直成分は立脚中期に一旦減少し，立脚後期には蹴り出しに伴う第二のピークが出現する，いわゆる二峰性のパターンを示す．前後成分は接地直後に制動力がかかるため後方に振れ，第一のピークが出現する．蹴り出し時には逆に前方へのピークが出現する．左右成分は全般を通じやや内側の反力が生じる．図1-4[3]は床反力波形と歩行中の身体の動きとを，もう少し細かく対応付け

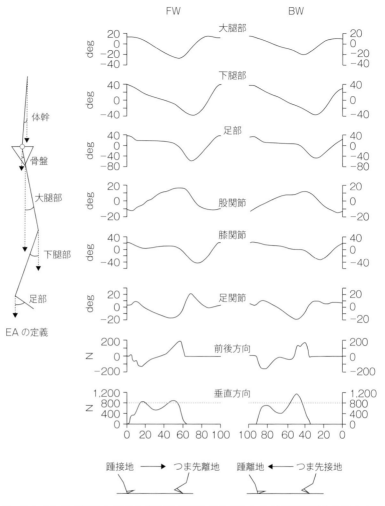

図1-5 前向き歩行（FW）と後ろ向き歩行（BW）それぞれにおける関節挙上角度（elevation angle：EA）と床反力の変化の様子（Lacquaniti, et al., 1999[5]）

た例である．床反力という身体と地面との相互作用をマクロにみただけでも，この反力の変動パターンに歩行のさまざまな局面が反映することがわかる．

2）歩行中の下肢関節の動き

図1-4[3]は歩行一周期中の下肢三関節の動き（矢状面）である．この図から，歩行中の各関節の可動域は股関節で屈曲から伸展がほぼ40°，膝関節が屈曲60°，足関節が底背屈約30°の範囲であることがわかる．

近年，イタリアのLacquanitiらのグループは図1-5[5]に示したような下肢各関節の鉛直線に対する角度（elevation angle：EA）に着目し，それらの歩行中の相互関係を解析した．

図1-5[5]は通常の前向き歩行（FW）といわゆる後ろ向き歩行（背中側に進む歩

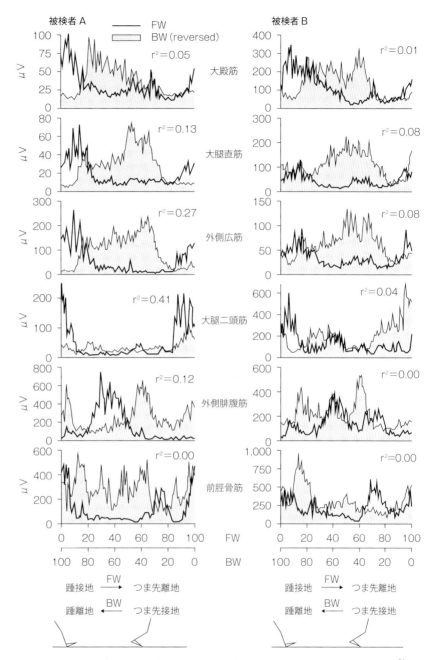

図1-6 前向き歩行と後ろ向き歩行中の下肢筋電図の例（Lacquaniti, et al., 1999[5]）

行，BW）中のEA（各関節角度変位），床反力を並べて示した図である．それぞれの歩行形態を実現するための筋の活動パターンは大きく異なる（図1-6）[5]．しかし，EAや床反力波形はFWとBWでよく似ていることがわかる．彼らは，下肢の三分節におけるEAの関係を3次元プロットし，それがFW，BWともにある平面上に落ちることを見出した（図1-7）[5]．彼らは，このような関係は歩行を司る神

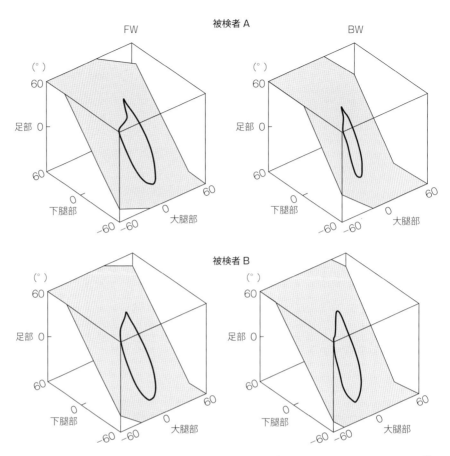

図1-7　歩行中の下肢三関節EAの関係を示した3次元プロット（Lacquaniti, et al., 1999[5]）
前向き歩行も後ろ向き歩行も平面上を推移する.

経系の制御則を反映するとしている.

3) 歩行中の筋と腱の動態

　近年，超音波を用いた組織断層撮影法が進歩したため，歩行中の筋・腱組織の動態を記録することが可能となった．筋・腱組織それぞれの挙動は従来考えられていた以上に複雑であり，それらは1つのユニットというより，機能的役割が大きく異なることが明らかとなってきた．

　図1-8[6]は，福永らのグループがこの超音波法を用いてヒトの歩行中に計測した筋・腱組織の長さ変化の例である（腓腹筋）．この図から，筋と腱両組織からなる複合体の全体の長さは，立脚期初期から後期にかけて伸張するにもかかわらず，驚いたことに，筋組織の長さは同時期においてほぼ一定となっていることがわかる．すなわち，歩行の立脚期において，腓腹筋全体の長さは踵が離床する蹴り出し直前まで伸張するが，それは腱組織の伸張によるものであり，筋組織はほぼ一定の長さで張力を発揮しているといえる．

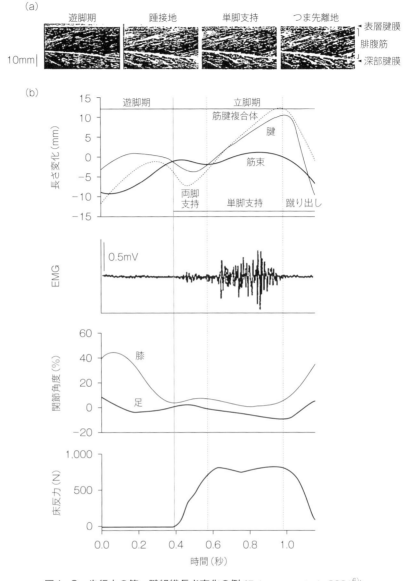

図1-8 歩行中の筋・腱組織長さ変化の例（Fukunaga, et al., 2001[6]）
（a）歩行中の異なる4局面で記録された超音波画像，（b）腱と筋束の長さ変化，腓腹筋筋電図，関節角度，歩行中の床反力

今後，筋収縮による張力，腱の弾性による張力，他の関節からの力の伝達などが，どのように寄与して関節モーメントとして現れるのか，さらに詳細が明らかとなることであろう．

4）歩行中の下肢関節モーメント

近年の動作解析システムの進歩によって，歩行中の関節モーメントの算出が可能となった．関節モーメントとは，関節の軸周りに分節（セグメント，segment）を

第1章 直立二足歩行のバイオメカニクス的特徴と神経制御

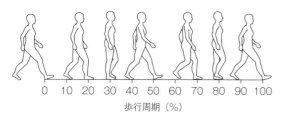

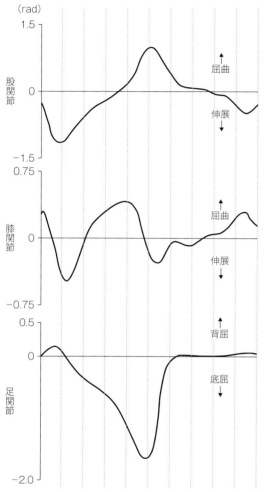

図1-9　歩行中の下肢三関節における関節モーメントの変化
(Neuman, 2002[3])

回転させる方向に作用する回転力をいう．関節モーメントには身体組織である筋や腱，靭帯など内部から発生する内的な関節モーメントと，重力や床反力など外力によって加わる外的な関節モーメントがある．

図1-9[3]に歩行中の下肢三関節の矢状面におけるモーメント変化を示した．股関節は立脚初期に一旦伸展方向のモーメントが増大する．これは股関節屈筋の短縮性筋収縮により発生する．立脚中期から終期にかけては逆に屈曲方向のモーメントが増大する．この局面でのモーメントは，股関節屈筋の伸張性筋収縮により発生するとされる．遊脚期には，股関節屈筋の短縮性収縮による屈曲モーメントが産生され，下肢の振り子様運動が生じる．膝関節は立脚初期に股関節にやや遅れて伸展モーメントのピークが出現する．これは膝関節伸筋の伸張性筋収縮によるものである．そこから立脚中期では，下肢全体が足関節を支点として前方に回転運動する際，床反力ベクトルは膝関節の前方を通り伸展方向のモーメントとして作用する．これに抗するため身体内部では屈曲モーメントが発生する．この関節モーメントは筋収縮によるものではなく，膝関節の靭帯によるものとされる[7]．膝関節の屈曲方向へのモーメントは，立脚中期から終期にかけてピークを示した後，つま先離地直前に再び伸展方向へのモーメントに転じ，弱いピークを示す．遊脚期の膝関節モーメントは膝関節の過度な屈曲を防ぐため，わずかに伸展方向のモーメントを発生している．

　足関節の関節モーメントは，踵接地直後にわずかに背屈方向へのモーメントを生じる．これは踵接地直後，床反力ベクトルが足関節後方を通るため，床反力により底屈方向へのモーメントが生じ，これに抗するための背屈モーメントが足関節背屈筋により産生されるためである．その後，立脚中期からは立脚終期にピークを迎えるまで底屈モーメントが増大する．

　下肢三関節のモーメントの絶対値をみると股関節のモーメントが最大であり，股

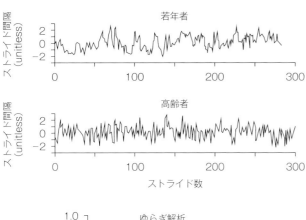

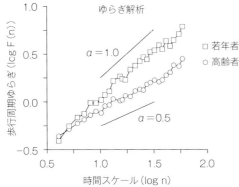

図1-10 若年者，高齢者の歩行周期のゆらぎの例（上段），ゆらぎ解析（detrended fluctuation analysis：DFA）の例（下段）
（Hausdorff, et al., 1997[8]）

関節が歩行に必要なモーメントの最大の供給源であることがわかる．

5）歩行のゆらぎ

歩行は上肢と下肢それぞれの左右側，および同側の上下肢が逆位相での運動を繰り返す周期運動である．いま，一定速度で平坦な地面を歩いていると想定すると，その時の歩行周期はほぼ一定になると予想することができる．しかし，実際に歩行周期を計測すると，図1-10[8]に示すように一歩ごとにばらつきがあることがわかる．このばらつきは陸上歩行で4％程度，トレッドミル歩行で2％程度あるといわれている[9]．また，このばらつきの大きさ（歩行周期の分散）が，歩幅やケイデンス，歩行速度など歩行の特徴を示す一般的な変量より，転倒の危険性と関連するとの報告もある[10]．このような歩行周期のばらつきは，歩行周期を平均値で評価する場合には，無意味な誤差と暗黙のうちにみなされている．しかし，ばらつきの統計的性質に着目して解析すると，それが単なる雑音的なばらつきではなく，背後に何らかの秩序をもったメカニズムが存在することを想定させる特徴的な変動であることが知られている[11]．たとえば，歩行周期の時間経過に伴うばらつき（以下，ゆらぎ）は，若い被検者（24.7±1.9歳）の場合，いわゆる"フラクタルゆらぎ[注1]"的な特徴を呈するのに対し，高齢者（75.8±3.2歳）やハンチントン病患者にはそのような特徴がみられない[8]．図1-10[8]の例では，高齢者の歩行周期のゆらぎは，ホワイトノイズに近いことを示している[注2]．しかし，若年被検者群と高齢被検者群間の歩行周期の平均値には差がなく，ゆらぎの特徴自体を解析しないと上記のような特徴を見出すことはできない．Hausdorffら[11]は，健常成人の歩行周期にみら

注1）彼らの論文では，ある時点の歩行周期のばらつきが100歩前の時点のばらつきと相関があるというような，長期相関があることをフラクタルゆらぎの1つの特徴としている．

注2）Hausdorff, et al.[8]では，歩行周期ゆらぎの解析にDFA（detrended fluctuation analysis）という手法を用いている．この方法を用いて算出されるスケーリング指数 a は，ゆらぎが完全にホワイトノイズの時，理論上0.5となる．

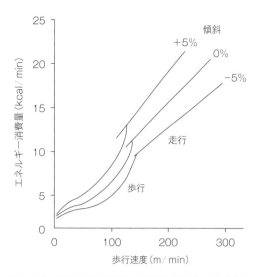

図1-11 種々の歩行速度,傾斜歩行時のエネルギー消費量(Margaria, 1978[12])

れるフラクタルゆらぎは,大脳基底核の病変や基底核内のドーパミンの減少で消失し,ランダムに近付くことから,大脳基底核がこのゆらぎの生成に重要な役割を演じていることを示唆している.

6)歩行のエネルギー論

(1)歩行中の消費エネルギー

ヒトの歩行中に消費されるエネルギー量はどの程度あるのであろうか? これに関連する研究は,伝統的にイタリアの研究グループが精力的に行ってきた.図1-11[12]は,Margariaがまとめた種々の歩行速度および傾斜歩行時のエネルギー消費量である.歩行中のエネルギー消費量はこの図に示されているように,歩行速度や地面の傾斜などさまざまな条件によって変動する.歩行速度との関係を平地歩行(傾斜0%)でみてみると,およそ80 m/min程度までの遅い速度ではエネルギー消費量の増加は緩やかで,それより速くなると増加率が増すという2次曲線に近い変化を示す.歩行速度とエネルギー消費量の関係を表す式として,体重を考慮した次の式が提示されている[13].

$$E = W(0.03 + 0.0035V^2)$$

E:エネルギー消費量(kcal/min),W:体重(kg),V:歩行速度(miles/h)

歩行速度とエネルギー消費量の関係については,エネルギー消費が最小となる至適歩行速度があるとする報告[14]もある.平地での至適歩行速度時のエネルギー消費は,おおよそ安静時の3倍程度(3 METs)とされている.アメリカスポーツ医学会(ACSM)は,歩行中のエネルギー消費量を簡便に推定するための以下のような計算式を提唱している[15].

平地歩行時の体重1kg当たり1分間の酸素摂取量(mL/kg/min)
=安静時酸素摂取量(3.5 mL/kg/min)+(0.1×歩行速度(m/min))

たとえば,体重70 kgの人が50分間,分速70 mで歩いていた時の酸素摂取量は,

3.5+(0.1×70)=10.5(mL/kg/min)

10.5(mL/kg/min)×70(kg)×50(min)=36,750(mL)

酸素消費1Lが約5kcal相当とすると,

5(kcal)×36.75(L)=183.75 kcal

したがって,50分間の至適速度歩行で約184 kcalの消費という推定になる.

簡便な歩行中のエネルギー消費量の推定には,先に示した2次関数式に比べて,この式の有用性が高い.

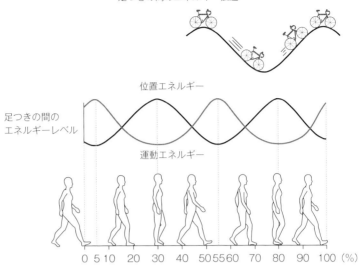

図1-12 歩行中の位置エネルギーと運動エネルギーの変動パターン
（Neuman, 2002[3]）

（2）歩行中の位置エネルギーと運動エネルギー

二足歩行中の重心（center of mass：COM）の運動から位置エネルギー（potential energy：PE）と運動エネルギー（kinetic energy：KE）の変化を描写すると，図1-12[3]のような変動パターンが得られる．位置エネルギーは，

PE = mgh

（m：身体質量，g：重力加速度（9.8 m／s^2），h：重心高）

の式で表される．すなわち陸上歩行の場合，mとgが一定なのでhの関数となる．hは立脚中期に最大となり，そこから減少して両脚支持期に最小となり再び上昇するパターンを示す．PEの大きさの変動はこのパターンに一致する．

一方，運動エネルギーは，

KE =（1／2）mv^2

（m：身体質量，v：重心の速度）

の式で表される．すなわち運動エネルギーは重心速度の関数となる．重心速度は立脚中期から両脚支持期へと増大するので，この時期にKEは増大し，次の立脚中期に向かって減少するというまさにPEと逆のパターンを示す．このようなKEとPEの逆位相の変動パターンは，振り子運動時のKEとPEの変動パターンに似ている．つまり，位置エネルギーと運動エネルギー間にエネルギーの授受があって，効率的な運動の継続に貢献していると考えられる．

(3) 機械的効率

身体運動の機械的効率は，身体が行った力学的仕事量とそれに要した消費エネルギー量の比で表される．力学的仕事を行うのは筋であり，筋は化学的エネルギーを力学的エネルギーに変換する器官とみなすことができる．筋肉がエンジンにたとえられる所以である．摘出筋の機械的効率は，40〜45％程度とされている[16]．また，歩行の効率は，おおよそ40％という数値が報告されている[17]．

しかし，実際に身体がなした力学的仕事量をどのように算出するのかは，古くから議論があって統一された方法はなく，評価の目的によって算出方法も異なる．歩行の場合には身体重心の移動に伴う力学的エネルギーの変動から，身体全体がなした力学的仕事量を求めることができる．この身体重心の移動，正確には重心の力学的エネルギーの増加分から求めた仕事量を外的仕事量（external work）と呼ぶ．これに対し，重心を移動するために腕を振り，脚を移動させるなど，四肢の運動がなされる．それらの運動を内的仕事と定義し，外的仕事と区別する考え方がある．内的仕事は，歩行速度が大きくなるほど総仕事量に占める割合が大きくなる[14]．

3．歩行の神経制御

20世紀初頭，Scherringtonらによって確立された電気生理学は，多くの種に共通する諸種反射の存在とその神経回路の同定に成功した．歩行を司る神経回路に関しては，Brownの有名なhalf centerモデルが，やはり20世紀初頭には提唱されるなど，既にこの時代に，歩行を生成する基本的神経回路が脊髄に存在することが知られていた．それはGrillnerらによって命名されたcentral pattern generator（CPG）の研究へと引き継がれ，今では，多くの種において，locomotionのリズムを生成する神経機構が中枢神経内に存在することが証明されている．ヒトの脊髄CPGに関しては，1990年代終盤に主に脊髄損傷者を対象とした研究から，その存在が強く示唆されるようになった．それらの研究は，脊髄損傷者のリハビリテーションに直接関係することから，新たな歩行リハビリテーションへの臨床応用的研究とも結びつき大きな進展をみせた．リハビリテーションとの関連からは，CPGの構造的側面とともに，再組織化能力に直結する可塑的性質が大きくクローズアップされた．この面の研究は，近年のiPS細胞に代表される再生医学の進歩とも相まって，今後さらに重要度を増すものと思われる．

以下では直立二足歩行制御に関与すると考えられている神経機構をまとめる．

図1-13[18,19]に歩行発動に関与する神経機構を単純化してまとめた．現在までの神経生理学的実験成績から，間脳，中脳，小脳にそれぞれ歩行誘発野が存在することが証明されている[20]．それらは，視床下部歩行誘発野（subthalamic locomotor region：SLR），中脳歩行誘発野（mesencephalic locomotor region：MLR），小脳歩行誘発野（cerebellar locomotor region：CLR）と名付けられている．系統発生図

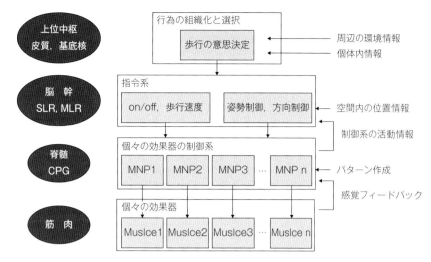

図1-13 歩行開始に関与する神経機構
(Rossignol, 1996[18], Orlovsky, et al., 1999[19]のモデルをもとに作成)
SLR:subthalamic locomotor region, MLR:mesencephalic locomotor region, CPG:セントラルパターンジェネレーター, MNP:motor neuron pool

の頂点に位置するヒトの歩行は,これらの歩行誘発野に発する信号がすべて最終的に脊髄の中枢パターン発生器(CPG)に到達し,多重支配の形で歩行を発動すると考えられる.

1)高位中枢による制御

近年の経頭蓋磁気刺激(transcranial magnetic stimulation:TMS)を用いたヒトでの実験成績は,直立二足歩行中の高位中枢の制御について興味深い側面を明らかにした.ヒトの歩行立脚期には,主に足関節伸筋であるヒラメ筋,腓腹筋が活動して体重を支えるとともに,最終的に足底屈トルクを生成して全身移動に貢献する.

Capadayら[21]は,この足関節周りの筋活動制御における皮質脊髄路の関与を調べた.皮質脊髄路とはヒトにおいて高度に発達した神経経路であり,大脳皮質運動野と脊髄運動ニューロンを直結する経路である.彼らは,歩行時のヒラメ筋活動には,随意的な足底屈運動を行っている時に比べて皮質脊髄路の関与が低いことを見出した.

これに対し,屈筋で足背屈を行う前脛骨筋の皮質脊髄路の活動は,本来この筋が活動しない立脚期でも大きく,皮質脊髄路の興奮性が亢進していることがわかった.デンマークのSinkjærらのグループはさらに,伸張反射を歩行中に誘発することが可能な装置を使って,歩行中に前脛骨筋から伸張反射を誘発すると,立脚初期および立脚中期に,大脳皮質を経由するとされる長潜時反射成分が増強することを明らかにした(図1-14)[22].この反射成分はTMSによる条件刺激でさらに増大することから,前脛骨筋を支配する大脳運動野の興奮性が立脚期において増大して

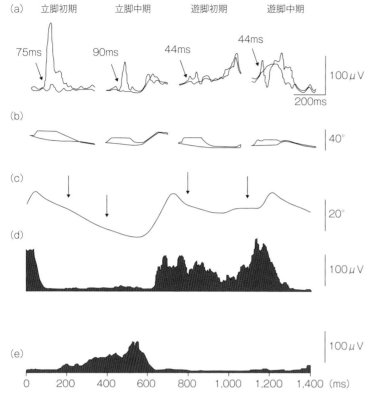

図1-14 歩行中の前脛骨筋の伸張反射の変動（Christensen, et al., 2000[22]）
（a）歩行中に誘発された前脛骨筋（TA）の伸張反射．立脚初期（early stance）および中期（mid stance）で振幅の増大が認められる．（b）伸張反射誘発装置によって与えられた足関節角度変化，（c）外乱なし条件での足関節角度変化，（d）前脛骨筋背景筋活動，（e）ヒラメ筋背景筋活動

いることを反映すると考えられた．

これらの報告を総合すると，歩行中の足関節周囲筋活動の制御は足関節屈筋に対して高位中枢が積極的に関与して行われるのに対し，底屈筋への関与は低いと考えられる．

森らのグループはニホンザルを用いて直立二足歩行モデルをつくり，歩行に際して働く脳内機序について，きわめて興味深い結果を得ている．彼らはまず，ポジトロン断層法（positron emission tomography：PET）を用いて，直立二足歩行を30分間行わせた後に脳内で活動が増強する部位を同定した．その結果，一次運動野（M1），補足運動野（SMA），運動前野（PM），両側視覚野，小脳の一部（虫部，傍虫部，室頂核，中位核）に活動の増強を認めた[20]．ヒトの歩行時に近赤外分光法（near-infrared spectroscopy：NIRS）を用いて脳の活動部位を調べた実験からは，やはり補足運動野に活動の増強を認めるとともに，一次感覚運動野の活動増強も報告されている[23]．森らはさらに，脳の限局した部位を一過性に停止させた時の反応も調べている．それによると，一次運動野の足関節制御領域を脱落させるとヒトの脳梗塞後のdrop foot（つま先を引きずる）に似た症状が誘発されたという．また，両側SMAにおいて股関節制御領域の機能を脱落させると，直立姿勢の維持が困難となり，歩行時には前方に体幹が折れるのを防ぐように後方への弓なり姿勢をとり，歩行自体が困難になった．森らは，これらの現象から，①M1の足関節領域脱落はその部位からの皮質脊髄路機能を停止させ，結果として歩行時の足関節の動きが制御不能になった，②SMAの股関節領域の脱落は結果として，筋トーヌスを制御する網様体脊髄路機能を停止し，直立姿勢を維持する股関節部の筋トーヌスが減弱した，と推察している．このような結果はヒトでの間接的な

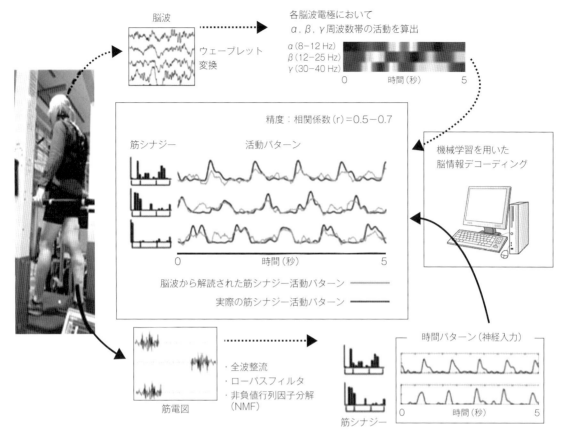

図1-15 機械学習を用いた脳情報デコーディングによる脳活動情報（脳波）に潜む歩行筋シナジー活動パターンの解読
（Yokoyama. et al., 2019[24]）

実験結果とも合致しており，ヒトの直立二足歩行においても同様な機序が働いている可能性が高い．

　横山ら[24]は最近，歩行中の脳波（EEG）と下肢筋群のEMGとの関係を詳細に解析し，ヒトの二足歩行における大脳皮質制御の役割に迫る重要な結果を報告した．彼らはまずEMG信号から歩行中の複数の筋シナジーを抽出し，歩行位相における個々の筋シナジーの活動度を評価した．次に歩行中のEEG信号を機械学習による脳情報decodingアルゴリズムを用いて解析し，EEG信号から歩行中の筋シナジーの活動度が解読（decode）できることを示した．歩行中のEEG信号からは個々の筋の活動も解読することができたが，その予測精度は個々の筋よりも筋シナジー活動度の予測においてより高いことが明らかとなった（図1-15）．この結果は，ヒトの二足歩行において大脳皮質は個々の筋の活動よりも，複数筋の活動パターンを制御している可能性が高いことを示すものであった．

2）脊髄による制御

　高位中枢で決定された歩行開始の指令は，中脳歩行誘発野など脳幹の歩行中枢を賦括し，最終的に脊髄へと伝達される．そこから時空間的にパターン化した運動出力が筋へと送られる．この時空間的にパターン化した運動出力を生成する神経機構がいわゆる脊髄の中枢パターン発生器（CPG）である．CPG の構造と機能は系統発生学上の下等生物である軟体類から高等な哺乳類まで広範にわたって研究されており，本質的な性質はヒトに至るまで共通すると考えられている[19]．しかしながら，脊髄からの歩行出力の自律性は霊長類では四足動物等に比べてかなり低く，それは霊長類において皮質脊髄路の重要性が増大することと関係があると考えられている[25]．

3）ヒトの CPG

　四足動物やその他の下等生物の移動運動が，CPG 的な神経回路に大きく依存していることは疑いがない．しかし，ヒトでの研究はまだまだその数も少なく，脊髄 CPG の存在自体を示唆する間接的証拠が最近になって多く報告されるようになったに過ぎない．とはいえ，いわゆる乳幼児の足踏み反射（newborn stepping）などの現象は昔から知られており，CPG の原型が生得的に備わっていることを示唆する現象と考えられている．

　ヒトの脊髄 CPG に関する研究の近年の進展は，脊髄損傷者の歩行リハビリテーションの臨床的研究の発展と関連している．1990 年代初頭の Rossignol のグループ，Edgerton のグループによる脊髄ネコの実験成績から，トレッドミルを用いたステッピングトレーニングによって歩行機能が従来考えられていた以上に回復することが示された[26,27]．

　それらをきっかけに，脊髄損傷者をトレッドミル上で他動的にステッピングさせる"免荷式トレッドミル歩行トレーニング"がヒトでも行われるようになったのである．他動的ステッピングによって，たとえ麻痺領域の随意筋収縮がまったくみられない完全対麻痺者であっても，ステッピング周期に合った歩行様の筋活動が誘発されることが明らかとなった[28〜31]．さらに，誘発される歩行様筋活動は，ステッピング時に下肢に加わる荷重や股関節からの求心性入力に強く依存することが示され[32,33]，その点でネコなど四足動物の CPG の性質と合致した．

　このように，対麻痺者のステッピングトレーニングは，ヒトの脊髄 CPG の存在と性質にかかわる研究の発展と切っても切り離せない関係にあるが，CPG の存在を示唆する現象の報告自体はもう少し遡ることができる．

　Busselら[34,35]は，すでに 1980 年代の後半に対麻痺者のミオクローヌスと屈曲反射を誘発する求心性線維全体（flexor reflex afferents：FRA）刺激の関係などを記録し，CPG の存在を示唆していたし，Calancieら[36]も対麻痺者の不随意性ステッピ

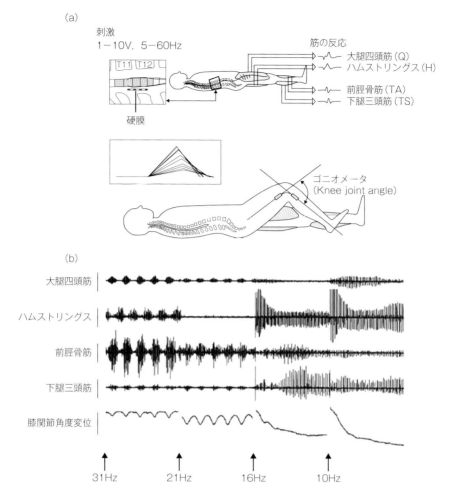

図1-16 ヒトの脊髄を硬膜外から電気刺激しステッピングを誘発した実験の例（Jilge, et al., 2004[38]）より改変）
（a）脊髄硬膜外刺激実験の模式図，（b）誘発された筋電図と膝関節角度変化の例

ング運動を詳細に記録し，それが脊髄CPGからの出力である可能性がきわめて高いことを主張した．

　近年では，Dimitrijevicのグループが対麻痺者の痙性治療に用いる脊髄硬膜外電気刺激を応用し，CPGの存在をより直接的方法に近いかたちで示している[37]．彼らの近年の報告は，対麻痺者の脊髄に対し，硬膜外で一定強度の電気刺激を種々の周波数で与え，脊髄からの運動出力との関係を示している（図1-16）[38]．それによると，臨床的完全対麻痺者5名の脊髄腰膨大部近辺を5〜15Hzで刺激すると下肢の伸筋群に放電が誘発され，下肢全体を突っ張るような運動が出現したのに対し，それより高い周波数（25〜50Hz）で刺激するとステッピングに似た動きが誘発されたという．

　これらの結果は，脊髄内の神経回路に末梢入力との相互作用によって異なる運動を生成する機能ユニットが存在することを示唆すると解釈されている．

さらにGurfinkelら[39]は健常者において，下肢の筋あるいは腱への振動刺激でステッピングが誘発可能であることを示し，やはり求心性入力のみで脊髄からパターン化した出力が誘発可能なことを示した．

Gerasimenkoらのグループは健常者を対象として，脊髄への連発磁気刺激などにより歩行様のステッピング運動を誘発することに成功した．彼らの一連の研究[40]は，ヒトの無傷（intact）脊髄を対象としてCPGの存在を初めて示すことに成功しており，そのインパクトは大きなものであった．彼らは，gravity neutralな姿勢として，側臥位で，さらに下肢を上方から吊るした姿勢，すなわち下肢の重量をキャンセルした姿勢を設定し，1）脊髄への磁気刺激，2）膝蓋腱とアキレス腱への振動刺激，3）腓腹神経，脛骨神経への電気刺激，それぞれとその組み合わせでステッピングが誘発されることを報告した．彼らの報告によれば，約10％の健常者で，磁気刺激あるいは腱振動刺激によってステッピングの誘発が可能であったという．彼らの実験系において，ステッピングの生成が100％脊髄の神経回路によるものかは，下行性指令が完全に除外されていることを証明する術がないので，断定することができない．しかし，認知課題を課すなど下行性指令の影響を極力最小化した条件においても同様な現象が観察された事実は，ヒトの脊髄にもステッピングを生成する神経回路が存在することを強く支持しており，同時に，このような実験設定によって，その神経回路にアプローチできることを示した点でその意義は大きい．彼らのグループはその後，経皮的脊髄電気刺激法（第3章，6．ニューロモジュレーション項を参照）を開発し，基礎的研究と臨床研究の両方に応用している．

（1）損傷高位と歩行様筋活動

Dietzら[41]は，上行性入力によって歩行様の筋出力を発生する脊髄内の神経機構が脊髄内のいずれかの髄節に限局しているのか，それとも脊髄内に広く分布しているのかを明らかにするために，下行性入力が遮断されている完全対麻痺者のみを対象に，脊髄の損傷高位と他動的ステッピングで誘発される歩行様筋活動の強度および波形の関係を分析した．両筋（腓腹筋，前脛骨筋）の立脚期，遊脚期それぞれの放電量と損傷高位との関係は，総じて損傷高位が高い損傷者の方が筋放電量が大きい傾向が，腓腹筋では立脚期，前脛骨筋では遊脚期でそれぞれ観察された（図1-17）[41]．両筋は健常者においてこれらの歩行位相で活動することから，損傷高位が高い損傷者の歩行時筋活動の方が健常者に近いことが判明した．さらに筋放電波形の類似度を示す指標でも，全体的に損傷高位の高い損傷者の方が健常者のパターンに近いことが示された．Dietzらは，これらの結果は末梢入力によって歩行様筋活動を発生する神経機構が脊髄のある髄節に限局して存在するのではなく，脊髄内広範にわたって分布していることを示唆するものであり，マッドパピーで示された結果[42]に一致するとした[41]．Gerasimenkoら[43]は健常者の脊髄に対し，頸髄（C5），胸髄（Th11）および腰髄（L1）への経皮的電気刺激を行い，3カ所への刺激を同時

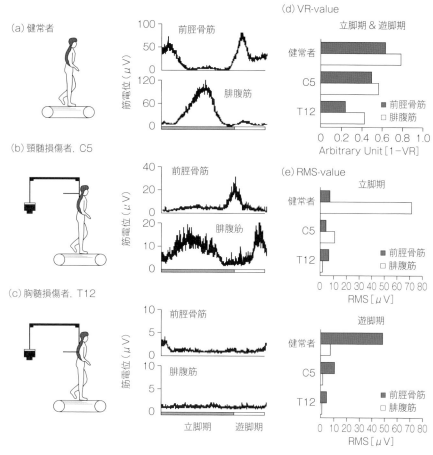

図1-17 健常者(a)の歩行と頸髄損傷者(b),胸髄損傷者(c)の免荷式ステッピング時の筋放電パターン(前脛骨筋と腓腹筋の例)(Dietz, et al., 1999[41])

に行うことで大きなステッピング運動が導出可能であることを示した．彼らは，3カ所への同時刺激が最も大きなステッピング運動を導出したことは，高位中枢からの下行性入力と末梢感覚入力を統合して歩行様の下肢運動を生成する脊髄神経機構が複数の髄節をまたいでいることを示すとしており，Dietzら[41]の結果を支持するものであった．

(2) 感覚入力との相互作用

Dietzのグループは近年，歩行トレーニングロボット(Lokomat®, Hokoma社，スイス)を開発し[44]，それを使った実験で脊髄からの歩行様出力にとって股関節と荷重関連受容器(load receptor)からの入力が必須であることを明らかにした．著者らのグループは，さらに立位で股関節の屈曲・伸展動作が可能な装置(Easystander®, Ultimate社，USA，図1-18)[45]を用い，対側からの求心性入力は，左右脚が交互に動く時のみ脊髄からの歩行様出力に促通性の効果をもつことを明らかにした(図1-19)[45]．すなわち，歩行様出力を生成する脊髄神経回路には対側

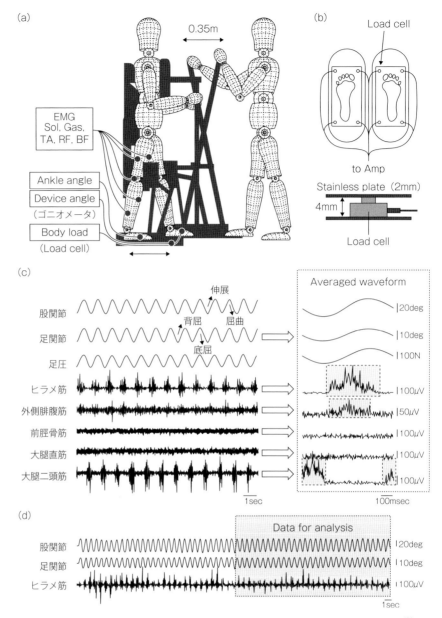

図1-18 実験のセットアップと記録されたデータの例(Kawashima, et al., 2005[45])
(a) Easystander®(Ultimate 社,USA)を用いた実験系,(b)足圧を測る計測装置の説明,(c)関節角度変化と筋電図の例,(d)股関節,足関節角度変化とヒラメ筋筋電図の例

からの交叉性経路も含まれており,しかもその経路を介する求心性入力はある位相でのみ促通性となる位相依存性があるらしい.

　著者らのグループはまた,歩行中の下肢の動きに伴う感覚情報が脳や脊髄の神経回路に及ぼす影響を,Dietzらのグループと同様にLokomat®を用いた実験により調べている.

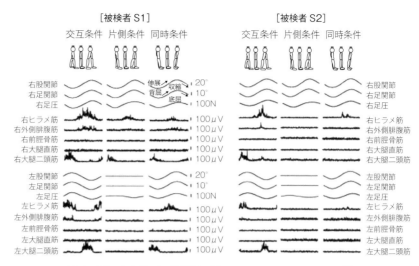

図1-19 各条件での筋電図の例（Kawashima, et al., 2005[45]）
立位で股関節屈曲・伸展動作が可能な装置を用い他動的に下肢をスイングさせた時の筋電図と関節角度変化，足圧の変化を示した図．左右の脚が交互にスイングされる交互条件，右脚のみスイングされる片側条件，左右脚が同方向にスイングされる同時条件の3種類の条件で下肢のスイングを行った．すべての条件で，右脚のスイングは同様であった（関節角度変化，足圧変化参照）．しかし，その時誘発された筋活動は交互条件で最大であった．

Lokomat® を用いた歩行トレーニングや，理学療法士がステッピングを介助して行う歩行トレーニングでは，たとえ患者の下肢が麻痺していても他動的なステッピングが行われる（第4章 歩行トレーニングの実際を参照）．これは正常な歩行中に近い感覚情報を，残存している神経系に繰り返し与えることを目的としているからである．それでは，正常歩行中の下肢から生じる感覚情報は，脳や脊髄の神経回路にいかなる影響を与えているのであろうか？ 著者らはこれまでに，皮質脊髄路や皮膚反射，脊髄反射（H-反射）に対する影響を調べてきた．以下に近年得られた結果をまとめて紹介する．

a．皮質脊髄路

対麻痺後の自立歩行回復可能性との関係が強いとされる前脛骨筋（TA）を対象とし，完全に他動的なステッピング中（脳からの指令が脊髄にまったく入らない条件，つまり末梢からの感覚情報のみの影響を調べる条件）の皮質脊髄路興奮性を経頭蓋磁気刺激（TMS）を用いて調べた．その結果，TAの運動誘発電位（MEP）はステッピングの位相に応じて大きく変調され（図1-20），立位姿勢時に比べて立脚初期と遊脚後期において統計的に有意に増大した[46]．このことは少なくとも，TAの皮質脊髄路は下肢のステッピングに伴う感覚入力により促通することを示している．言い換えると，下肢が動かされステッピングされることで生じた末梢感覚情報は，脳と脊髄を直接つなぐ皮質脊髄路の活性度を増大させ，大脳運動野から脊髄への指令を通りやすくする効果がある，といえるかもしれない．

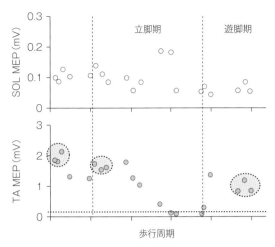

図1-20 ヒラメ筋（SOL）と前脛骨筋（TA）のMEP
とステッピング位相の関係（代表例）

この例の場合，TAでは遊脚後期から立脚初期，遊脚期前半でMEPが増大している．SOLでは立脚期の後半で増大する．TAのプロット下部にある破線は，立位時のMEPの平均値を表す．

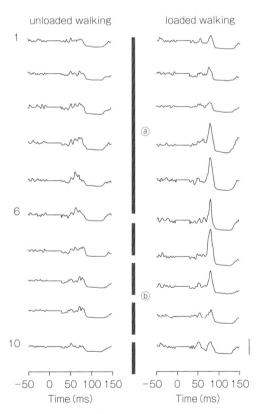

図1-21 Lokomat®による他動歩行中に誘発された前脛骨筋の皮膚反射（Nakajima, et al., 2008[47]）

縦実線（ⓐ）は立脚期，破線（ⓑ）は遊脚期を示す．unloaded walking：Lokomat®による空中ステッピング条件，loaded walking：トレッドミル上に両脚が接地する歩行条件

b．皮膚反射

TMS同様，TAを対象とし，皮膚反射（CR）の変調を調べた．その結果，TAのCRは完全他動ステッピング中，立脚後期から遊脚初期に至る移行期においてピークを形成することがわかった（図1-21）[47]．このパターンは随意歩行中のCRの変調パターンと同様であり，歩行中のTA皮膚反射変調パターンは，感覚入力に大きく影響されることが示された[47]．対麻痺など下肢に麻痺がある人の歩行では，この皮膚反射が異常な変調をすることが知られている．歩行周期に伴う皮膚反射の変動には，感覚情報が大きく関与している可能性がある．

c．H-反射

H-反射（Hoffmann reflex）は，伸張反射を電気的に誘発する方法で，大ざっぱにみればH-反射の振幅は脊髄反射回路の興奮性を表すということができる．ヒラメ筋（SOL）およびTAからH-反射を誘発し，その変調パターンを調べてみた．その結果，SOLのH-反射はいずれの筋においても完全他動ステッピング時に全体として有意に減少した．さらにステッピングの位相に応じた変調も認められ，そのパターンは随意歩行時と似通っていた[48]．TAのH-反射は誘発が容易ではなく，未だ記録できた健常者および対麻痺者の数は少ないが，記録できた被検者すべてにおいてSOL同様の減少が観察された．さらに，完全他動ステッピング中に安静上肢の手関節屈筋からH-反射を誘発したところ，これも有意に減少することが明らかとなった[49]．これらの結果は，上肢，下肢にかかわらずステッピングに伴う感覚情報は，おそらく脊髄の抑制性介在ニューロンを介して脊髄反射を抑制することを示唆すると考えられた．

d．複髄節反射（脊髄後根刺激反射）

H-反射はいずれの筋からも誘発することが可能なわけではなく，容易に誘発できるのはヒラメ筋のみといっても過言ではない．TAや上肢の橈側手根屈筋（flexor carpi radialis：FCR）などからも誘発は可能であるが，ヒラメ筋に比べるとはるかに難しい．そのため，ヒラメ筋で確認された運動ニューロンへの抑制性あるいは促通性の入力が他の筋にも当てはまるのかどうかは推測の域を出なかった．しかし近年，経皮的に脊髄の後根を電気刺激することで下肢や上肢の複数の筋から同時に脊髄反射を誘発する技術が開発されたため，複数筋から同時に誘発電位を記録することができるようになった．著者の研究室ではこの技術を駆使して，たとえば下肢筋のストレッチングの効果をストレッチされている筋以外の筋からも導出し，ストレッチングに伴う感覚入力の効果を検証したり[50]，イメージングの影響を調べる[51]など諸種の実験に応用している．Lokomat®による他動ステッピングの影響も改めて調べたところ，SOLのH-反射同様，下腿筋，大腿筋すべてで誘発電位の振幅が減少することを確認した[52]．

これらの結果をまとめると，他動ステッピングに伴う感覚入力は，総じて大脳皮質の興奮性を増大し，逆に脊髄反射を抑制する傾向にあると考えられた．これらの結果はいずれも急性の影響であるが，今後トレーニングに伴う慢性の影響なども調べることで，歩行リハビリテーションによる効果の機序に迫ることができると考えられる．

（3）上肢と下肢の協調

近年この分野において注目を集めているのは，上肢と下肢のCPGの連関である．Zehrのグループは，上肢の周期的運動時にはH-反射や皮膚反射が位相依存性および課題依存性に修飾されることを観察し，そのような性質はCPGの参画に起因するとした[53~55]．

上肢CPGと下肢CPGの結合に関しても，いくつか興味深い報告がなされている．手関節屈筋のH-反射を誘発する際に下肢の周期的な底背屈運動を付加すると，それに応じてH-反射の振幅が変調され[56]，それは脊髄頸膨大部と腰膨大部間を結合する固有ニューロンを介すると考えられる[57]．また，片側下肢への電気あるいは機械的刺激を歩行中に加えると両側上肢筋に応答が誘発されるが，立位時や他の運動課題中には誘発されないことから，上肢と下肢運動ニューロン間の結合は課題依存性に変調し，それぞれのCPGの活動が関係すると考えられている[58]．

4）歩行中の反射の役割

伸張反射の強度が歩行やランニング，自転車駆動のようなサイクリックな運動において局面に応じた変動を示す性質を，伸張反射の位相依存性（phase-dependency）という．反射運動の位相依存性に関しては，Forssbergら[59]がネコの皮膚反射に関

しはじめて報告して以来，動物やヒトの歩行を対象として数多く報告されてきた．Forssbergらは，ネコの前脛骨筋に誘発される皮膚反射が遊脚期では促通性，立脚期には抑制性，とその効果を逆転させる（reflex reversal）ことを見出した．その後，ヒトの歩行においても同様な現象が起こることが報告されている[60~62]．以来，運動系の中で最も原始的で紋切り型と考えられてきた反射運動も，機能との関連でその強度や効果を柔軟に変えることが明らかとなってきた．筋の長さ制御を行うための単なる負のフィードバック系と考えられてきた伸張反射も，その例外ではないことが次第に明らかとなってきたのである．

（1）H－反射の位相依存性

H－反射は，Ia群感覚線維を電気刺激することによって誘発される脊髄反射である．これは，①経皮的電気刺激で比較的簡単に導出できる，②入力量としての刺激強度をコントロールしやすい，などの利点があるため，脊髄におけるIa入力と運動ニューロンからの出力との間の伝達特性を示す指標として，ヒトの運動を対象とした研究においても広く用いられている．しかしながら，H－反射を最も誘発しやすいのはヒラメ筋であり，同じ下腿三頭筋の中でも腓腹筋では誘発が困難，といった限界があるため，H－反射を用いた研究の大多数がヒラメ筋を対象としている．

ヒトを対象として，歩行中のヒラメ筋H－反射の位相依存性をはじめて報告したのはCapadayら[63]である．彼らは同時にランニングや静止立位との比較も行い，静止立位，歩行，ランニングの順にH－反射の利得が減少するとして，ここに課題依存性があることを見出している．歩行の位相依存性に関しては，立脚後期において最大H－波が得られることを示した．これに関しては近年，Simonsenら[64]が動きに伴う刺激電極や記録電極のずれの影響をより厳密に考慮した方法を用い，Capadayらの報告[63]と基本的に同様なH－反射の動態を確認している．

ヒラメ筋以外の筋のH－反射動態をヒトの歩行中に記録した報告としては，わずかにDietzら[65]があるのみである．彼らは歩行中に大腿四頭筋からH－反射を誘発し，これが立脚初期に最大となり，遊脚期には減少することを報告した．

H－反射法はすでに同定されている経路の条件刺激と組み合わせることで，ある条件下でどの経路からの入力がいかなる効果（促通，抑制）をもたらしているかを調べるような研究においてもよく用いられる．Brookeらのグループによる一連の研究[66~68]は，自転車駆動のような下肢の周期的運動時に認められるヒラメ筋H－反射の修飾が，主に末梢感覚入力によるシナプス前抑制によってなされることを示唆している．しかし，H－反射はあくまでも筋紡錘の感度，すなわちγ運動ニューロン活動を反映せず，しかも伸張反射に比べてシナプス前抑制の影響を鋭敏に受けるといった特徴があることから，伸張反射の位相依存性を生ずる神経機序と同一ではない．

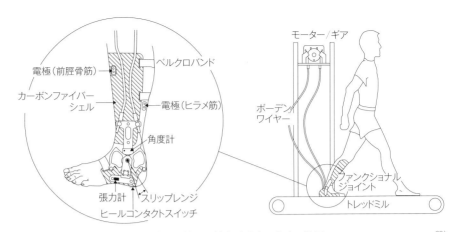

図1-22　歩行中に足関節周囲筋から伸張反射を誘発するための装置（Andersen, et al., 1995[69]）

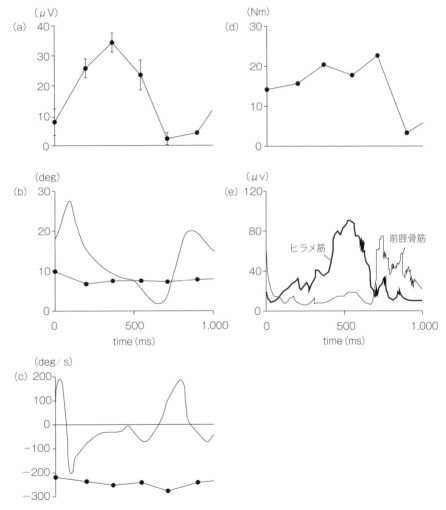

図1-23　歩行中の異なる位相で足関節を急激に背屈させヒラメ筋から誘発した伸張反射応答の変動
（Sinkjær, et al., 1996[70]）より改変）
（a）歩行中のヒラメ筋伸張反射，（b）足関節角度，（c）角速度，（d）非反射由来トルク，（e）ヒラメ筋と前脛骨筋（TA）の背景筋活動

(2) 伸張反射の位相依存性

歩行中の伸張反射位相依存性に関しては，技術的な問題から近年までヒトの歩行においては系統的に調べることができなかった．しかし，1990 年代中盤以降，デンマークの Sinkjær らのグループがボーデンワイヤー（図 1-22）[69] を利用したポータブル伸張反射誘発装置を開発し，精力的にこの方面の研究を推し進めている[70〜72]．それによれば，ヒラメ筋の伸張反射は立脚期において最大，立脚から遊脚の移行期にほぼ消失し，遊脚後期には最大値の 50％ 程度に近付くという（図 1-23）[70]．これらの結果は細かい点で相違はあっても，大局的には H-反射の結果に近いといえる．

それに対し，前脛骨筋の結果はこの筋において H-反射が誘発困難なこともあって，予想されなかったきわめて興味深いものとなった．歩行中，前脛骨筋は立脚期にはほとんど放電せず，遊脚期においてほぼ二峰性の放電パターンを示す．ヒラメ筋は立脚期に放電するため，伸張反射や H-反射がその時期に増強するのは，そもそも運動ニューロンの興奮性が増大する時期と一致しており理解しやすい．しかしながら，前脛骨筋に誘発された伸張反射応答は放電がない立脚初期から前半において極大値を示したのである．すなわち前脛骨筋の伸張反射はそもそも放電していない立脚期の初期に増強し，これはヒラメ筋の伸張反射が増強する局面とほぼ一致するのである．この結果は Sinkjær らの実験装置の開発が breakthrough をもたらし，はじめて明らかになったといえる（図 1-14 参照）．

5) 歩行中の伸張反射強度の調節とその機能的意義

前記したように，下腿三頭筋の伸張反射は歩行の局面に応じてその強度が大きく変調する．以下では，これを司る神経機序とその機能的役割について近年の報告を基にまとめてみたい．

先述したように，歩行時の下腿三頭筋 H-反射は立脚期に増強し，遊脚期には減弱あるいは消失する．さらに特殊な装置を用いて誘発した伸張反射も H-反射とほぼ同様なふるまいを示す．これらは立脚期に下腿三頭筋の背景筋活動が増大するのと並行している．しかしながら，着目すべきはこの時の拮抗筋である前脛骨筋の伸張反射である．図 1-14 に示したように，前脛骨筋は立脚期に背景筋活動がほぼ完全に消失するにもかかわらず，伸張反射活動は明らかに亢進している[22,73]．すなわち，歩行時に表出する前脛骨筋と下腿三頭筋間の筋活動電位は完全な相反関係を呈するにもかかわらず，伸張反射活動はともに亢進しているのである．

さらに，近年の経頭蓋磁気刺激（TMS）を用いた実験手法の進歩によって，前脛骨筋皮質脊髄路の興奮性も伸張反射の動態に近似した変調を歩行時に受けることが明らかとなった（図 1-24）[21]．これに対し，ヒラメ筋に誘発される電位は同等の背景筋活動量を随意的に発揮する時に比べて小さい．すなわち，歩行の立脚期にお

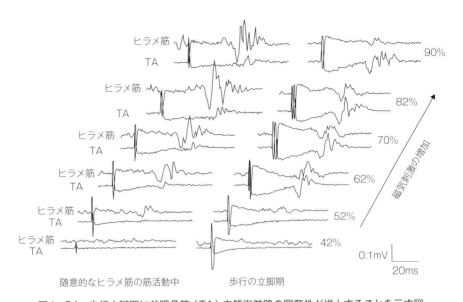

図1-24 歩行立脚期に前脛骨筋(TA)皮質脊髄路の興奮性が増大することを示す図
(Capaday, et al., 1999[21])
右側：立脚期の経頭蓋磁気刺激(TMS)によるTAおよびヒラメ筋の誘発電位(MEP)．左側：立脚期と同等の背景筋活動をヒラメ筋に随意的に発揮したときのMEP

ける高位中枢の関与は，前脛骨筋でむしろ大きいことが示唆されるのである．伸張反射あるいはH-反射の結果をまとめて解釈すれば，立脚期の下腿三頭筋活動は求心性入力による影響を受けて亢進するのに対し，前脛骨筋では高位中枢由来の入力によって皮質脊髄路および脊髄反射経路が閾値下でともに亢進していることが示唆される．

　これら立脚期初期の下腿三頭筋と前脛骨筋の伸張反射活動が同時に亢進することは，この時期に足関節周囲筋の応答性を高め，"接地から体重が単脚に移行していく不安定期に，足部に加わる不意の外乱要素に対応する"という機能的役割があると予想されている[21]．それでは立脚期に亢進している伸張反射経路は，そのような脚全体に加わる外乱に対して実際に応答するのであろうか？　著者らは歩行の立脚初期に路面をわずかに落下させる実験装置を作製し，この点を確かめる実験を行った[74]．

　図1-25に示すように，被検者はフォースプレート上に設置した歩行路上を歩く．被検者が落下を予測することが極力ないように落下試行と落下無しの試行を不規則に組み合わせ，落下した時と落下無し試行の差を落下に対する応答として定量した．

　図1-26は，落下に対する応答の典型例である．床反力曲線から，路面の落下は接地後床反力が上昇していく局面で起こっていることがわかる．重要なことは落下距離が10 mmと短いため，落下局面において足関節角度や膝関節角度変化がほ

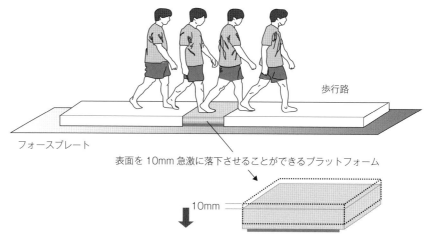

図1-25 路面落下実験に用いた装置と歩行路

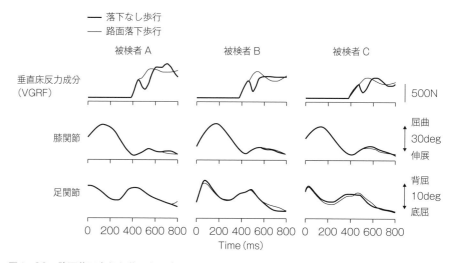

図1-26 路面落下歩行と落下なし歩行の垂直床反力成分の変化と膝関節，足関節の角度変化の例

とんどないことである．すなわち，ほぼそのままの姿勢で路面のみ10 mm落下しているため，落下局面において特定の筋が急速に伸張させられることはない．言い換えれば，落下時に筋が伸張させられることによって伸張反射が誘発されるとは考えにくい．この点は，きわめて重要である．筋が伸張されていないにもかかわらず，図1-27に示した各筋に現れた応答は，落下後の潜時からして脊髄伸張反射経路を介して出現した応答と考えられる．

　当初，著者らはこれらの応答が脊髄反射以外の経路を介する応答と考えた．その理由は，前記したように落下による筋の伸張がみられなかったからである．著者らはむしろ，落下自体が起源となる前庭脊髄反射を有力な候補と考えた．しかし，①前庭脊髄反射は足関節伸筋に現れることから前脛骨筋の大きな応答を説明できない

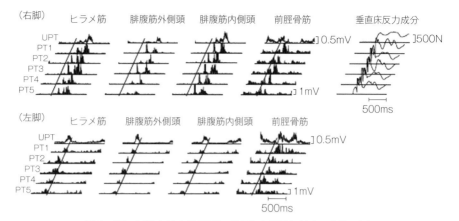

図1-27　下肢各筋の筋電図に出現した落下に対する応答の例

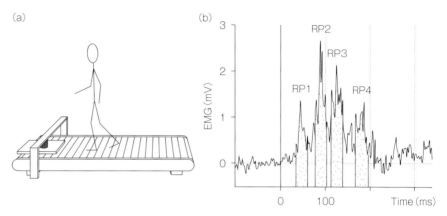

図1-28　歩行中遊脚期の下肢に障害物を衝突させる実験の模式図（a）と衝突に対する前脛骨筋筋電波形の例（b）（Schillings, et al., 1999[75]）

こと，② 10 mm という落下距離は通常歩行における身体の上下動に比して大きなものではなく，それ自体が前庭の耳石器官の反応を誘発する十分な刺激となり得るかに疑問が残る，などの理由から前庭脊髄反射は否定された．

　それでは，観察された応答を脊髄反射と考えるには，どのような神経機序が想定されるのであろうか？　まさにこの問いの答えとなり得る有力な実験結果が，オランダの Duysense らのグループから相次いで報告された[75,76]．彼らはトレッドミル歩行において被検者の遊脚期側の脚に障害物を衝突させ，それに対する筋の応答を調べた（図1-28[75]）．その結果，下肢の筋群全体に脊髄反射と思われる短潜時の応答が観察されたのである．この実験においても個々の筋を伸張することがないため，衝突による衝撃（jar）が筋紡錘に振動刺激を与え，それによって伸張反射が誘発されたと考えられた．筋紡錘が振動に対し鋭敏に反応することはよく知られた性質であり，振動が引き金となって伸張反射が誘発されるとする考え方に無理はない．著者らの落下実験においても，下肢全体に細かな振動が生じることは十分に考えら

れることから，振動が筋紡錘を刺激しすでに興奮性が高まっている伸張反射経路を介して脊髄反射を誘発した，というシナリオを描くことができるのである．

　以上の結果から，歩行中予想外の段差（特に急に路面が低くなっているような場合）によって"つまづきそうに"なった場合，足関節周りの筋は実際に反射性に応答することが確認された．つまり，歩行の立脚初期に足関節伸筋および屈筋の伸張反射経路の興奮性はともに亢進しており，この局面で起こる外乱要素に対して反射性に応答し，関節の固定を図る防御機構的役割を共同して演じているといえる．このように伸張反射経路の興奮性は，当該筋の制御のみならずそれが支配する関節のstiffnessが運動の局面に応じて変調するように調節されている，とみることができる．

　伸張反射は，筋の長さあるいは長さ変化に対して無意識下で筋収縮を起こし，筋長を一定に保つ反射である．一見，この最も原始的な反射運動も随意運動の種類や運動の局面に応じて，その強さが柔軟に調節される．しかもこの調節は，機能に応じた合目的的なものであることが近年の研究によって明らかにされつつある．伸張反射は生体の複雑な運動制御系の中の一要素に過ぎないが，そこには運動制御の本質的側面がさまざまな形で投影されているとみることもできるであろう．

6）歩行の筋シナジー

　歩行は地球上で動物が自身の身体を移動させる1つの運動形態である．地球上では常に1Gの重力が重心に作用する．そのため，動物は重力の作用で重心が落下しないように，重心をある位置に保ちながら，それを前進させなければならない．これを成し遂げるために，筋肉を働かせ，四肢を動かすのである．では，歩行中に活動している1つひとつの筋肉の収縮レベルと収縮のタイミングはいかにして決定されるのであろうか？　極端な言い方をすれば，全身の骨格筋がすべて歩行中には活動するということができる．脳はそれらの筋の活動をすべて制御しているのであろうか？

　ある運動を行う際，理屈上は個々の筋の活動の組み合わせは無限に考えることができる．動物の関節は複数の筋を共同で動かすため，一個の関節運動をとってもそれを成し遂げるために参画する筋活動のパターンは膨大な組み合わせとなる．脳がある運動を行う時に最適な筋活動の組み合わせをいかにして決定しているのかは，運動制御領域における古典的な未解決問題である．

　Bernshteǐnは，この問題を"自由度の問題"と名付けた[77]．すなわち，力学的にきわめて冗長（redundant）な身体システムの制御において，いかにして自由度を減らし，最適な筋活動パターンを決定しているのか，その制御規範は何なのか，という問題である．

　最も単純な単関節の運動をとっても，この問題に対する明確な答えは未だ存在し

ない.ましてや歩行のような全身の関節運動,筋活動が関与する運動では,もはやお手上げとも思える.しかし,たとえば,歩行中の四肢の動きの制御に脊髄の中枢パターン発生器(CPG)が関与する,という仮定をおいただけでも,そこに神経ネットワークによる拘束条件が生まれ,自由度は劇的に減少する.

神経生理学者が探索しているのは,歩行を司る神経機序の中で,そこに参画する神経回路を紐解き,最終的に自由度を最小化するネットワークの全容を解明すること,とみなすこともできるであろう.一方,歩行のバイオメカニクスやエネルギー論的特徴を探索する研究者は,最終的に表出された運動そのものから,その背後にある法則を見出そうという立場をとる,ということができる.

(1) 平面法則

イタリアのLacquanitiらのグループ[5]は,歩行中の下肢関節運動間の関係性に一定の法則を見出し,それが歩行を司る神経系が筋活動を決定する規範であるとの説を提唱した.彼らはそれを歩行中の下肢関節運動協調における平面法則(planar law)と名付けた.

図1-29(a)[5]は,ヒトとネコの歩行中の下肢の動きをスティックピクチャーで表したものである.当然ながら,人間は二足歩行,ネコは四足歩行中の記録である.図1-29(b)[5]は,歩行一周期中の大腿,下腿,足部それぞれの鉛直軸に対する角度(elevation angle)の時系列変化を表している.彼らは,足部,大腿,下腿の角度の関係を図1-29(c)[5]のようにプロットすると,見事に1つの平面上にのることを見出した.

驚いたことに,これはヒトの二足歩行,ネコの四足歩行ともに共通であった.このような下肢分節(segment)間の関係性は,キック動作などではみられなかったという.さらに,この関係性は単純ないわゆる関節角度間では認められず,鉛直軸,すなわち重力方向に対する角度の関係において成立した.これは,神経系が重力方向という身体外の参照基準を,それぞれの分節の角度の制御に反映していることを示唆するものである.そして,それら3つの角度の関係が平面で表されることは自由度が2に減少することを意味しており,それは身体重心の矢状面上での動きが制御されることと等価であるという.

すなわち,中枢神経系は,重力方向を前庭系や足部の機械受容器,重力関連受容器(graviceptor)からの情報を基に検知し,それに対する下肢三分節の歩行中の動きを最終的に脊髄CPGが制御する.

これがLacquanitiら[5]が提唱するCPGの役割に関する仮説である.彼らは,それぞれの角度の関係を実現する筋の活動パターンはその時々の身体内外の状況に応じて柔軟に変わり得る,身体構造が冗長になっているのはそのためである,としている.いずれにしても,平面法則を満たすように下肢三分節の関節周りの回転運動が制御されることで,結果として重心の矢状面上での動きが実現されるという.

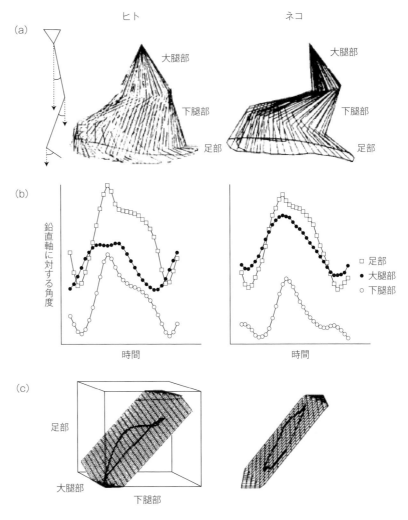

図1-29　ヒトとネコの歩行中の下肢関節挙上角度変化（b）と三関節の関係（C）
（Lacquaniti, et al., 1999[5]）

(2) 筋シナジー

a. 筋シナジーの概念

　かつて，Bernshteinが筋制御の冗長性を解決する制御戦略として提唱した筋シナジー仮説は理論的な域を出なかった．しかし近年，Bizziらの研究グループが行った一連の生理学的な研究により，歩行制御に関与する下肢の筋シナジーが脊髄の神経回路により生成されることが解明された．彼らは，脳幹レベルで上位中枢を離断した脊髄カエルに対して皮膚刺激を与えると，複数筋の同期的な収縮（筋シナジー）が生成されることを発見した[78]．同様に脊髄カエルの脊髄への微小電気刺激または薬理的刺激でも筋シナジーが誘発されることを確認し[79,80]，これらの実験結果は，脊髄が筋シナジーを生成する神経基盤である直接的な証拠を示したといえる．

　ヒトの脊髄に下肢筋シナジーを制御する神経回路が存在するかは，基本的には歩

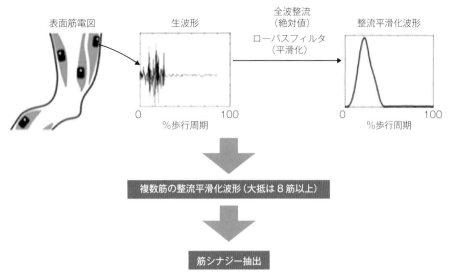

図1-30 筋シナジー解析に必要な筋電信号の処理
記録された筋電図は全波整流後,ローパスフィルタにより平滑化される.そして,複数筋の整流平滑化筋電図から筋シナジーを抽出する.

行の脊髄神経メカニズムが脊椎動物種間で共通と考えられているものの,侵襲的な手法を用いることが困難であるため,未だ確証は得られていない.しかしながら,脊髄完全損傷患者の脊髄への硬膜外電気刺激により下肢複数筋の協調的な活動が確認されており[81],ヒトの脊髄にも下肢筋シナジーを生成する機能を有する可能性が高いと考えられる.

b.筋シナジーの抽出法

ヒトの神経機構を,動物研究で用いられる細胞内記録法や微小電気刺激法などの直接的手法により計測することは倫理上不可能であり,間接的な手法を用いて検討する必要がある.そこで,ヒトにおける筋シナジーは,複数の筋(大抵の場合8筋以上)から計測された表面筋電図に対して数理的処理を施すことで間接的に抽出評価されている[82~85].すなわち,数学的な手法を用いて実際に記録された複数の筋活動に潜む協調的な成分を筋シナジーとみなして評価している.

具体的な手法を説明しよう.まず得られた筋電図の生波形を全波整流し,ローパスフィルタをかけ滑らかな筋電図波形にする(図1-30).筋電図の生波形は複数の運動単位の活動電位を合計した干渉波(複合活動電位)となるが,筋シナジー解析ではある1つの筋としての活動(例:ヒラメ筋の活動,腓腹筋の活動)における筋間の協調性を評価することが目的のため,上記処理により運動単位レベルの活動情報(高周波数成分)を一個の筋の活動情報に変換する.次に,平滑化された複数筋の筋電図波形に対して行列分解アルゴリズムを用いて筋シナジーを抽出する.この際の行列分解アルゴリズムとしては非負値行列因子分解(Non-negative Matrix

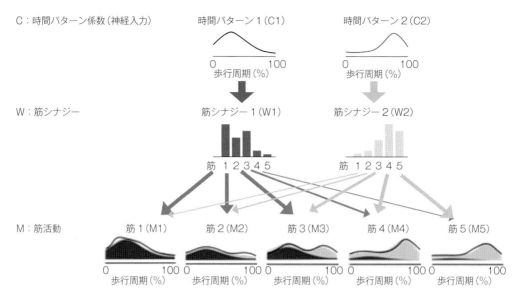

図1-31 筋シナジーから筋活動を再構成する概念図
計測された筋活動（M1〜M5）は少数の筋シナジー（例：W1とW2）とそれぞれの筋シナジーに対応した時間パターン（神経入力，例：C1とC2）に分解できる．筋シナジーにおける各棒の高さは各筋の相対的な活動量を示している．計測された5筋の活動（下段，黒線）は2個の筋シナジーと時間パターンの積（例：C1×W1，C2×W2）の合計（下段，濃グレーと薄グレーの領域）で再構成することができる．

Factorization：NMF）や主成分分析（Principal Component Analysis：PCA）が一般的に用いられている[82〜85]．これらの行列分解アルゴリズムは筋活動行列（図1-31，下段）を筋シナジー行列（図1-31，中段）と対応した時間パターン行列（図1-31，上段）に分解する．抽出された筋シナジーはどの筋がどの程度の大きさで活動するかというひとまとまりの筋活動セットを表す．例えば，図1-31の筋シナジー1は筋1，3が大きく活動，筋2が中程度活動する．そして時間パターン（神経入力）が筋シナジーの時系列活動変調を表し，筋シナジーへの上位中枢や反射経路を介した神経入力がその役割を担うと想定されている．図1-31の筋シナジー1は時間パターン1で示すように歩行周期の前半で大きく活動する．そして，元の複数筋の活動は少数の筋シナジーの出力の合計で説明される．図1-31の例では5筋の活動（図1-31下段，黒線）が2個の筋シナジー活動の合計で再現されている（図1-31下段，濃グレーと薄グレーの領域）．また，何個の筋シナジーが使われているかは，筋シナジー活動が筋活動をどの程度説明できるかにより決定される．多くの研究で「元の筋活動を90％以上説明できる（元の筋活動と筋シナジー出力の間の決定係数が0.9以上）最小の個数」という定義のもと，最適な筋シナジーの個数が決定されている[83, 86〜88]．この基準を採用した場合，ある筋活動データから筋シナジーを抽出した時，1個の筋シナジーでは50％の筋活動が説明され，2個では70％，3個では82％，4個では91％，5個では93％であったとすると，4個が最適な筋シナジーの個数と決定される．3個では筋活動の説明率が低いため不十分で，

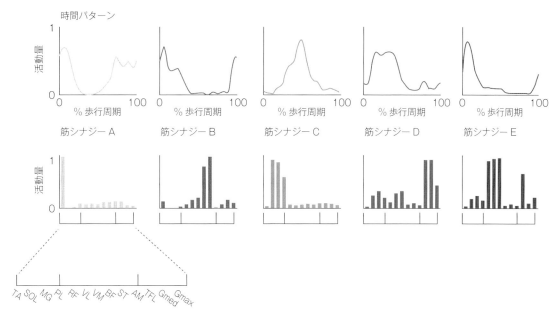

図1-32 健常者の歩行筋シナジー
筋シナジー（下段）における各棒の高さは各筋の相対的な活動量を示している．波形（上段）は各筋シナジーに対応した時間パターンを示している．TA：tibialis anterior（前脛骨筋），SOL：soleus（ヒラメ筋），MG：gastrocnemius medialis（腓腹筋内側頭），PL：peroneus longus（長腓骨筋），RF：rectus femoris（大腿直筋），VL：vastus lateralis（外側広筋），VM：vastus medialis（内側広筋），BF：biceps femoris（大腿二頭筋），ST：semitendinosus（半腱様筋），AM：adductor magnus（大内転筋），TFL：tensor fasciae latae（大腿筋膜張筋），Gmed：gluteus medius（中臀筋），Gmax：gluteus maximus（大臀筋）

5個だと4個とほとんど差がないためほとんど意味を持たない余分な筋シナジーが抽出されたということになる．このような手法を用いて歩行時に計測された筋活動から筋シナジーを抽出すると，健常者では，片側の下肢8筋から32筋の筋活動は4〜5個の筋シナジーで生成されることが多くの研究で示されている[83,84,86,89]（図1-32）．

まとめ

健康であれば，ほとんどの人が自分の足で立って歩くことができる．ほとんどの人は物心つく前に歩くことができるようになっているので，一人で歩けるようになった瞬間を覚えていない．その瞬間をその時の感動とともに覚えているのは親やせいぜい祖父母であろうか．気がつけば，私たちは当たり前のように歩いているのである．しかし，地球上の生物の系統発生と進化の歴史を振り返ってみると，直立二足歩行という移動形態が気の遠くなるような時間をかけてようやく達成された高難度な移動形態であることに気が付く．そして地球上の生物で唯一，人類だけが有する独特な移動形態であることも．

本章では，第一に，このヒト固有の直立二足歩行について，そのバイオメカニクス的特徴を整理した．バイオメカニクス的解析では，自分たちの歩行の姿を外部か

らさまざまな物差し（measure）をあてがって評価する．そして運動学的，力学的，エネルギー論的に直立二足歩行の特徴をあらわにする．歩行のゆらぎの項でみたように，身体外部に現れる物理量の振る舞いの中に直立二足歩行の原理は反映しているはず，との立場からの研究も進んできた．しかし，未だそこに潜む直立二足歩行の原理に十分にはたどりついていない．まだまだ見えていないことがありそうである．

「歩行の神経制御」の項では，直立二足歩行を成立させる神経機序について現在までの知見をまとめた．直立二足歩行の神経機序の解明は，歩行のニューロリハビリテーションに直接かかわっている．しかし，現在までに確立された理論は，主に四足動物の実験成績に則って構成されたものである．近年のヒトを対象とした神経生理学の進歩は，今までの理論を大きく書き換えるものとなるかもしれない．ヒトの直立二足歩行はやはり独特であり，これを司る神経機序もヒト特有な部分が必ずあるはずだからである．昨今のヒトを対象とした神経科学の技術的進歩は，この部分の解明をさらに加速させるであろう．

文献

1) http://www.um.u-tokyo.ac.jp/people/lab_suwa_nature2007.html
2) 三木成夫：生命形態学序説−根原形象とメタモルフォーゼ−．うぶすな書院，1992．
3) Neumann DA: Kinesiology of the Musculoskeletal System; Foundations for Physical Rehabilitation. Mosby, 2002.
4) 中澤公孝：歩行とその制御．岩谷 力ほか編，運動器リハビリテーションクルズス，pp65-74，南江堂，2008．
5) Lacquaniti F, Grasso R, Zago M: Motor patterns in walking. News Physiol Sci, 14: 168-174, 1999.
6) Fukunaga T, Kubo K, Kawakami Y, et al.: In vivo behaviour of human muscle tendon during walking. Proc Biol Sci, 268: 229-233, 2001.
7) 山本澄子：歩行時の関節モーメントと筋活動．臨床歩行分析研究会編，関節モーメントによる歩行分析，pp19-24，医歯薬出版，1997．
8) Hausdorff JM, Mitchell SL, Firtion R, et al.: Altered fractal dynamics of gait: reduced stride-interval correlations with aging and Huntington's disease. J Appl Physiol, 82: 262-269, 1997.
9) 政二 慶：歩．深代千之ほか編著，スポーツバイオメカニクス，pp9-11，朝倉書店，2000．
10) Hausdorff JM, Ashkenazy Y, Peng CK, et al.: When human walking becomes random walking: fractal analysis and modeling of gait rhythm fluctuations. Physica A, 302: 138-147, 2001.
11) Hausdorff JM, Peng CK, Ladin Z, et al.: Is walking a random walk? Evidence for long-range correlations in stride interval of human gait. J Appl Physiol, 78: 349-358, 1995.
12) Margaria R 著（金子公宥訳）：身体運動のエネルギー．ベースボール・マガジン社，1978．
13) 中村隆一，斉藤 宏：基礎運動学第4版．医歯薬出版，1996．
14) Cavagna GA, Kaneko M: Mechanical work and efficiency in level walking and running. J Physiol, 268: 467-481, 1977.
15) Ainsworth BE, Haskell WL, Whitt MC, et al.: Compendium of physical activities: an update of activity codes and MET intensities. Med Sci Sports Exerc, 32 (9 Suppl): S498-S504, 2000.

16）猪飼道夫：エネルギー論．猪飼道夫編著，身体運動の生理学，pp281-309，杏林書院，1975．
17）金子公宥：筋作業の機械的効率．体育の科学，28：751-758，1978．
18) Rossignol S: Neural control of stereotypic limb movements. In: Rowell LB, et al., eds, Handbook of Physiology, Sec12, Exercise: regulation and integration of multiple systems, pp173-216, Oxford University Press, 1996.
19) Orlovsky GN, Deliagina TG, Grillner S: Neuronal Control of Locomotion: From Mollusc to Man. Oxford University Press, 1999.
20）森　茂美：ヒトの直立二足歩行のメカニズムと加齢変化．老年医学，43：7-14，2005．
21) Capaday C, Lavoie BA, Barbeau H, et al.: Studies on the corticospinal control of human walking. I. Responses to focal transcranial magnetic stimulation of the motor cortex. J Neurophysiol, 81: 129-139, 1999.
22) Christensen LO, Petersen N, Andersen JB, et al.: Evidence for transcortical reflex pathways in the lower limb of man. Prog Neurobiol, 62: 251-272, 2000.
23) Miyai I, Tanabe HC, Sase I, et al.: Cortical mapping of gait in humans: a near-infrared spectroscopic topography study. Neuroimage, 14: 1186-1192, 2001.
24) Yokoyama H, Kaneko N, Ogawa T et al.: Cortical Correlates of Locomotor Muscle Synergy Activation in Humans: An Electroencephalographic Decoding Study. iScience, 15: 623-639, 2019.　doi: 10.1016/j.isci.2019.04.008.
25) Vilensky JA, O'Connor BL: Stepping in nonhuman primates with a complete spinal cord transection: old and new data, and implications for humans. Ann N Y Acad Sci, 860: 528-530, 1998.
26) Barbeau H, Rossignol S: Enhancement of locomotor recovery following spinal cord injury. Curr Opin Neurol, 7: 517-524, 1994.
27) Lovery RG, Gregor R, Roy RR, et al.: Weight-bearing hindlimb stepping in treadmill-exercised adult spinal cats. Brain Res, 514: 206-218, 1990.
28) Dietz V, Colombo G, Jensen L: Locomotor activity in spinal man. Lancet, 344: 1260-1263, 1994.
29) Dietz V, Colombo G, Jensen L, et al.:Locomotor capacity of spinal cord in paraplegic patients. Ann Neurol, 37: 574-582, 1995.
30) Dobkin BH, Harkema S, Requejo P, et al.: Modulation of locomotor-like EMG activity in subjects with complete and incomplete spinal cord injury. J Neurol Rehabil, 9: 183-190, 1995.
31) Kojima N, Nakazawa K, Yamamoto S-I, et al.: Phase-dependent electromyographic activity of the lower-limb muscles of a patient with clinically complete spinal cord injury during orthotic gait. Exp Brain Res, 120: 139-142, 1998.
32) Harkema SJ, Hurley SL, Patel UK, et al.: Human lumbosacral spinal cord interprets loading during stepping. J Neurophysiol, 77: 797-811, 1997.
33) Kojima N, Nakazawa K, Yano H.: Effects of limb loading on the lower-limb electromyographic activity during orthotic locomotion in a paraplegic patient. Neurosci Lett, 274: 211-213, 1999.
34) Bussel B, Roby-Brami A, Azouvi P, et al.: Myoclonus in a patient with spinal cord transection. Possible involvement of the spinal stepping generator. Brain, 111: 1235-1245, 1988.
35) Bussel B, Roby-Brami A, Yakovleff A, et al.: Late flexion reflex in paraplegic patients. Evidence for a spinal stepping generator. Brain Res Bull, 22: 53-56, 1989.
36) Calancie B, Needham-Shropshire B, Jacobs P, et al.: Involuntary stepping after chronic spinal cord injury. Evidence for a central rhythm generator for locomotion in man. Brain, 117: 1143-1159, 1994.
37) Dimitrijevic MR, Gerasimenko Y, Pinter MM: Evidence for a spinal central pattern generator in humans. Ann N Y Acad Sci, 860: 360-376, 1998.
38) Jilge B, Minassian K, Rattay F, et al.: Initiating extension of the lower limbs in subjects

38) with complete spinal cord injury by epidural lumbar cord stimulation. Exp Brain Res, 154: 308–326, 2004.
39) Gurfinkel VS, Levik YS, Kazennikov OV, et al.: Locomotor-like movements evoked by leg muscle vibration in humans. Eur J Neurosci, 10: 1608–1612, 1998.
40) Gerasimenko Y, Gorodnichev R, Machueva E, et al.: Novel and direct access to the human locomotor spinal circuitry. J Neurosci, 30: 3700–3708, 2010.
41) Dietz V, Nakazawa K, Wirz M, et al.: Level of spinal cord lesion determines locomotor activity in spinal man. Exp Brain Res, 128: 405–409, 1999.
42) Cheng J, Stein RB, Jovanović K, et al.: Identification, localization, and modulation of neural networks for walking in the mudpuppy (Necturus maculatus) spinal cord. J Neurosci, 18: 4295–4304, 1998.
43) Gerasimenko Y, Gorodnichev R, Puhov A, et al.: Initiation and modulation of locomotor circuitry output with multisite transcutaneous electrical stimulation of the spinal cord in noninjured humans. J Neurophysiol, 113: 834–842, 2015.
44) Colombo G, Wirz M, Dietz V: Driven gait orthosis for improvement of locomotor training in paraplegic patients. Spinal Cord, 39: 252–255, 2001.
45) Kawashima N, Nozaki D, Abe MO, et al.: Alternate leg movement amplifies locomotor-like muscle activity in spinal cord injured persons. J Neurophysiol, 93: 777–785, 2005.
46) Kamibayashi K, Nakajima T, Takahashi M, et al.: Facilitation of corticospinal excitability in the tibialis anterior muscle during robot-assisted passive stepping in humans. Eur J Neurosci, 30: 100–109, 2009.
47) Nakajima T, Kamibayashi K, Takahashi M, et al.: Load-related modulation of cutaneous reflexes in the tibialis anterior muscle during passive walking in humans. Eur J Neurosci, 27: 1566–1576, 2008.
48) Kamibayashi K1, Nakajima T, Fujita M, et al.: Effect of sensory inputs on the soleus H-reflex amplitude during robotic passive stepping in humans. Exp Brain Res, 202: 385–395, 2010.
49) Nakajima T, Kitamura T, Kamibayashi K, et al.: Robotic-assisted stepping modulates monosynaptic reflexes in forearm muscles in the human. J Neurophysiol, 106: 1679–1687, 2011.
50) Masugi Y, Obata H, Inoue D, et al.: Neural effects of muscle stretching on the spinal reflexes in multiple lower-limb muscles. PLoS One, 12 (6): e0180275, 2017.
51) Kaneko N, Masugi Y, Yokoyama H, et al.: Difference in phase modulation of corticospinal excitability during the observation of the action of walking, with and without motor imagery. Neuroreport, 29 (3): 169–173, 2018.
52) Masugi Y, Kawashima N, Inoue D, et al.: Effects of movement-related afferent inputs on spinal reflexes evoked by transcutaneous spinal cord stimulation during robot-assisted passive stepping. Neurosci Lett, 627: 100–106, 2016.
53) Zehr EP, Kido A: Neural control of rhythmic, cyclical human arm movement: task dependency, nerve specificity and phase modulation of cutaneous reflexes. J Physiol, 537 (Pt 3): 1033–1045, 2001.
54) Zehr EP, Collins DF, Frigon A, et al.: Neural control of rhythmic human arm movement: phase dependence and task modulation of hoffmann reflexes in forearm muscles. J Neurophysiol, 89: 12–21, 2003.
55) Zehr EP, Haridas C: Modulation of cutaneous reflexes in arm muscles during walking: further evidence of similar control mechanisms for rhythmic human arm and leg movements. Exp Brain Res, 149: 260–266, 2003.
56) Cerri G, Borroni P, Baldissera F: Cyclic h-reflex modulation in resting forearm related to contractions of foot movers, not to foot movement. J Neurophysiol, 90: 81–88, 2003.
57) Dietz V: Spinal cord pattern generators for locomotion. Clin Neurophysiol, 114: 1379–1389, 2003.
58) Dietz V, Fouad K, Bastiaanse CM: Neuronal coordination of arm and leg movements during human locomotion. Eur J Neurosci, 14: 1906–1914, 2001.

59) Forssberg H, Grillner S, Rossignol S: Phase dependent reflex reversal during walking in chronic spinal cats. Brain Res, 85: 103–107, 1975.
60) Duysens J, Trippel M, Horstmann GA, et al.: Gating and reversal of reflexes in ankle muscles during human walking. Exp Brain Res, 82: 351–358, 1990.
61) Duysens J, Tax AA, Trippel M, et al.: Phase-dependent reversal of reflexly induced movements during human gait. Exp Brain Res, 90: 404–414, 1992.
62) Duysens J, Tax AA, Trippel M, et al.:Increased amplitude of cutaneous reflexes during human running as compared to standing. Brain Res, 613: 230–238, 1993.
63) Capaday C, Stein RB: Amplitude modulation of the soleus H-reflex in the human during walking and standing. J Neurosci, 6: 1308–1313, 1986.
64) Simonsen EB, Dyhre-Poulsen P.: Amplitude of the human soleus H reflex during walking and running. J Physiol, 515 (Pt 3): 929–939, 1999.
65) Dietz V, Faist M, Pierrot-Deseilligny E: Amplitude modulation of the quadriceps H-reflex in the human during the early stance phase of gait. Exp Brain Res, 79: 221–224, 1990.
66) Brooke JD, McIlroy WE: Movement modulation of a short latency reflex linking the lower leg and the knee extensor muscles in humans. Electroencephalogr Clin Neurophysiol, 75: 64–74, 1990.
67) Brooke JD, McIlroy WE, Collins DF: Movement features and H-reflex modulation. I. Pedalling versus matched controls. Brain Res, 582: 78–84, 1992.
68) Brooke JD, Cheng J, Misiaszek JE, et al.: Amplitude modulation of the soleus H reflex in the human during active and passive stepping movements. J Neurophysiol, 73: 102–111, 1995.
69) Andersen JB, Sinkjær T: An actuator system for investigating electrophysiological and biomechanical features around the human ankle joint during gait. IEEE Trans Rehab Eng, 3: 299–306, 1995.
70) Sinkjaer T, Andersen JB, Larsen B: Soleus stretch reflex modulation during gait in humans. J Neurophysiol, 76: 1112–1120, 1996.
71) Sinkjaer T, Andersen JB, Nielsen JF, et al.: Soleus long-latency stretch reflexes during walking in healthy and spastic humans. Clin Neurophysiol, 110: 951–959, 1999.
72) Sinkjaer T, Andersen JB, Ladouceur M, et al.: Major role for sensory feedback in soleus EMG activity in the stance phase of walking in man. J Physiol, 523 (Pt 3): 817–827, 2000.
73) Christensen LO, Andersen JB, Sinkjaer T, et al.: Transcranial magnetic stimulation and stretch reflexes in the tibialis anterior muscle during human walking. J Physiol, 531 (Pt 2): 545–557, 2001.
74) Nakazawa K, Kawashima N, Akai M, et al.: On the reflex coactivation of ankle flexor and extensor muscles induced by a sudden drop of support surface during walking in humans. J Appl Physiol, 96: 604–611, 2004.
75) Schillings AM, Van Wezel BM, Mulder T, et al.: Widespread short-latency stretch reflexes and their modulation during stumbling over obstacles. Brain Res, 816: 480–486, 1999.
76) Schillings AM, van Wezel BM, Mulder T, et al.: Muscular responses and movement strategies during stumbling over obstacles. J Neurophysiol, 83: 2093–2102, 2000.
77) Bernshteĭn NA: The co-ordination and regulation of movements. Pergamon Press, 1967.
78) Tresch MC, Saltiel P, Bizzi E: The construction of movement by the spinal cord. Nat Neurosci, 2: 162–167, 1999.
79) Saltiel P, Wyler-Duda K, D'Avella A, et al.: Muscle synergies encoded within the spinal cord: evidence from focal intraspinal NMDA iontophoresis in the frog. J Neurophysiol, 85: 605–619, 2001.
80) Hart CB, Giszter SF: A neural basis for motor primitives in the spinal cord. J Neurosci, 30: 1322–1336, 2010.
81) Danner SM, Hofstoetter US, Freundl B, et al.: Human spinal locomotor control is based on flexibly organized burst generators. Brain, 138 (Pt 3): 577–588, 2015.
82) Yokoyama H, Ogawa T, Shinya M, et al.: Speed dependency in α-motoneuron activity

and locomotor modules in human locomotion: indirect evidence for phylogenetically conserved spinal circuits. Proc Biol Sci, 284: 20170290, 2017.
83）Yokoyama H, Ogawa T, Kawashima N, et al.: Distinct sets of locomotor modules control the speed and modes of human locomotion. Sci Rep, 6: 36275, 2016.
84）Ivanenko YP, Poppele RE, Lacquaniti F: Five basic muscle activation patterns account for muscle activity during human locomotion. J Physiol, 556（Pt 1）: 267–282, 2004.
85）Yokoyama H, Hagio K, Ogawa T, et al.: Motor module activation sequence and topography in the spinal cord during air-stepping in human: Insights into the traveling wave in spinal locomotor circuits. Physiol Rep, 5: e13504, 2017.
86）Clark DJ, Ting LH, Zajac FE et al.: Merging of healthy motor modules predicts reduced locomotor performance and muscle coordination complexity post-stroke. J Neurophysiol, 103: 844–857, 2010.
87）Ting LH, Macpherson JM: A limited set of muscle synergies for force control during a postural task. J Neurophysiol, 93: 609–613, 2005.
88）Torres-Oviedo G, Macpherson JM, Ting LH: Muscle synergy organization is robust across a variety of postural perturbations. J Neurophysiol, 96: 1530–1546, 2006.
89）Cappellini G, Ivanenko YP, Poppele RE, et al.: Motor patterns in human walking and running. J Neurophysiol, 95: 3426–3437, 2006.

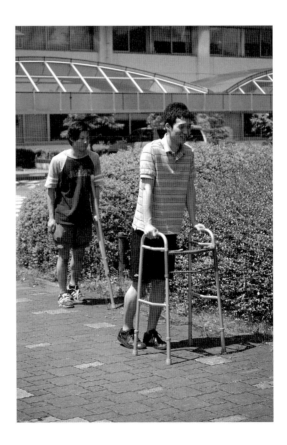

Coffee break 1：三木成夫について

　本章で引用した「生命形態学序説 根原形象とメタモルフォーゼ」は，故三木成夫氏（東京芸術大学元教授）の書である．しかし，それは三木の没後，氏が生前に様々な学術誌などに公表した原稿がまとめられたものである．そのことはさておき，本書を開くとまず三木氏が自ら描いたとされる1つひとつの図に目を奪われる．東京芸術大に所属されていたことと，彼の卓越した絵心に何か関連があったのかと思ってしまうほど，1つひとつの絵は精巧かつ繊細である．さらにそれらを見ると，形態学的観点からの地球上の生命の歴史がとても分かりやすく表されていて，何か絵の印象と相まって神秘や美しさすら感じてしまう．

　三木氏は1925年香川県の丸亀市生まれで，丸亀中学，六高から九州帝国大学の航空工学科で学んだという．その後，東京大学医学部へと進み，最終的には東京芸術大学の教授を務められた．

　三木が学問，思想的に最も影響を受けたのは形態学の祖ゲーテである．そしてゲーテの形態学を受け継いだヘッケルの有名な反復説（個体発生は系統発生を繰り返す）に強い影響を受け，個体発生と系統発生のつながりを究明することが三木のライフワークとなったという（後藤仁敏：自然・生命・人体の記憶－三木成夫の生命形態学（http://www.natureinterface.com/j/ni04/P030-033/））．その著書に描かれる個体発生と系統発生の壮大な連関図をみると，三木が説く，生命の歴史に思いが及ぶ．

　ぜひ一読をお勧めしたい本である．

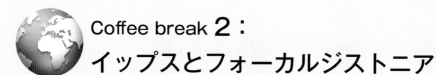

Coffee break 2：
イップスとフォーカルジストニア

　イップスという言葉がスポーツ界で広く知れ渡った感がある．イップスの明確な定義があるのか著者は知らない．イップスの学術的，科学的な定義がどうあれ，スポーツ選手の中には運動器系の障害が何もないにもかかわらず，原因不明の運動障害に苦しんでいる選手がたくさん存在することは厳然たる事実といえそうである．そしてその中の多くが，コーチら指導者や関係者からイップスではないか，と見られたり，また本人自身が自分はイップスであると思っている．これらはいずれもデータがあっての話ではない，著者が多くのスポーツ関係者の話を聞いたり，一部学術論文を読んで得た情報である．
　イップスという名称はそもそもゴルフのパターがうまく打てなくなる現象を指していたが現在では様々なスポーツで用いられている．要はスポーツスキルの遂行がある日突然うまくできなくなり，容易に改善できなくなる症状をイップスと呼んでいるようである．演奏家にはイップスに似た運動障害があり，フォーカルジストニアという病名がついている．高度な演奏スキルがある日突然遂行困難となる点でイップスと似ている．また大事な場面でのプレーの失敗や演奏の失敗がきっかけとなって，その後，失敗前のようにその動きができなくなるという例が多い点も共通である．著者はイップスやフォーカルジストニアを専門的に研究しているわけではないが，人間の運動制御を研究している立場から，これらの現象には少なからず興味を持ってきた．運動制御的観点から，イップスやフォーカルジストニアと呼ばれる現象を見てみると，身体の動きやそれによって生成される結果の正確性が求められるスポーツスキルや演奏スキルに多く発生している印象がある．また先述したように失敗がきっかけとなっている点は，一種の心的外傷後ストレス障害（PTSD）のようにも感じられる．さらに共通する点は高度な運動スキル，言い換えれば，高度な随意運動スキルの円滑な遂行が，高位中枢神経の認知的活動によって悪影響を受ける点であろう．コーヒーブレークとしては話が難しくなり過ぎたが，認知活動が運動遂行に影響している点は，運動制御研究における重要な研究課題とも関連しており，神経科学的にも多くの研究者の興味を引くテーマとなる．近い将来，多くの神経科学者がこららの研究に取り組み，スポーツスキルや演奏の遂行障害に苦しむ人々が救われることを願いたい．

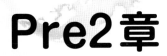

Pre2章

2章を読む前に知っておきたい

ここでは，2章の前に本書をより理解していただけるように"脊髄損傷"の解説をする．ASIAの評価表の説明など，本書を読み進めていただく中で必要であるので，目を通していただきたい．

脊髄損傷とは，外力や疾病によって生じた脊髄神経組織の損傷である．現状では，いったん挫傷した脊髄を回復させる有効な方法はない．したがって残存機能の最大化を図り，日常生活の自立と早期の社会復帰を果たすことが一般的なリハビリテーションのゴールとなる．ただし近年，iPS細胞に代表される再生医学の急速な進歩，残存脊髄の可塑性やそれに基づく神経回路の再組織化に関する研究など，脊髄損傷をとりまく研究は急速に進展しており，近い将来，リハビリテーション戦略も旧来の方式から大きく変貌することが予想される．

日本の脊髄損傷者の現状

わが国の脊髄損傷者（18歳以上）は約10万人（厚生労働省，平成13年度身体障害児・者実態調査）おり，その発生率は年間おおよそ5,000人とされている．

外傷性脊髄損傷の発生原因は交通事故が最も多く，全体の約35％を占める．それに続くのは転落（33％），転倒（10％）であり，交通事故を含めるとこれらの原因で約8割を占める[1]．しかし，発生原因は年齢によって大きく異なり，特に高齢者では転倒の割合が高くなる．頸髄損傷と胸腰髄損傷の割合は，3：1で頸髄損傷が多く，また性別では4：1で男性が多い[2]．完全麻痺と不全麻痺の比率は約2：3で不全麻痺の方が多いというデータがあるが[1]，年齢や損傷高位，受傷原因によってもその割合は大きく異なる．豊永の調査によれば，わが国では全体としては頸髄損傷による不全四肢麻痺が最も多いという（42.5％）[1]．

次に脊髄損傷者の死亡原因に関して，内田の興味深いデータ[3]によると，受傷後1カ月以内に死亡した脊髄損傷者は全体の17％であり，そのうちの54％は呼吸障害による死亡であった．これは，受傷後急性期での呼吸管理の重要性を示す結果である．かつて死因の多くを占めていた尿路障害は，割合としては激減したが依然として10％強を占め，その管理の重要性は変わらない．受傷後25年以上の長期生存者では，悪性新生物や脳血管障害，心疾患などいわゆる生活習慣病が多く，健康管理の重要性が指摘されている．

損傷高位と機能的帰結

図1は，損傷高位と機能的帰結の関係を示した模式図である．完全麻痺では，損傷髄節の高さに依存した残存機能の差異が明確に生じる．しかし，不全麻痺ではこの限りではなく，損傷高位と損傷状態（部位と程度）が影響するため，残存機能の個人差は大きい．したがって，不全麻痺の機能回復を正確に予測することは難しい．しかし，損傷状態に関してはMRIに代表される画像診断技術の発達が，受傷

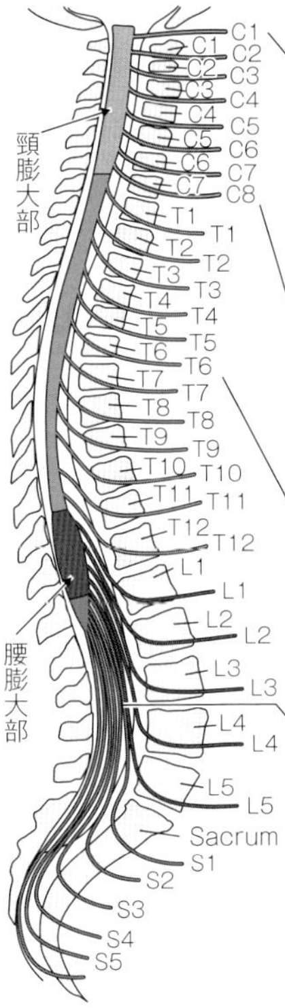

損傷高位	主要残存筋	運動	機能的帰結						
			食事	着替え	トイレ	車椅子駆動	歩行	自動車運転	公共交通機関
C1〜C3	胸鎖乳突筋	頭部固定・回旋	○	○	○	△	×	×	○
C4	横隔膜 僧帽筋	肩甲骨挙上 呼吸	○	○	○	△	×	×	○
C5	三角筋 上腕二頭筋	肩関節屈曲・外転・伸展	○	○	○	△	×	○	○
C6	大胸筋	肩関節内転 手関節背屈	○	○	○	△	×	○	○
C7	上腕三頭筋	肘関節伸展 手掌屈	○	○	○	○	×	○	○
C8〜T1	指屈筋群	指屈曲 手指巧緻動作	◎	◎	○	○	×	○	○
T6	上部肋間筋 上部背筋	上部体幹の安定	◎	◎	◎	◎	△	○	○
T12	腹筋	骨盤帯挙上	◎	◎	◎	◎	△	○	○
L4	大腿四頭筋	膝伸展	◎	◎	◎	◎	△	○	◎

◎：健常者と同等またはそれに近いレベル
○：人的または機械的補助が必要
△：一部可能であるが個々の状態に適した方法を求める必要あり
×：不可

図1　損傷高位と機能的帰結

部位の特定をより正確化することが予想される．さらに電気生理学的診断法を併用することで，機能回復の予測精度はさらに向上する可能性が高い．

Curtら[4]は，手の機能や移動能力，自律神経機能の回復可能性と電気生理学的診断についてまとめている．それによると，たとえば急性期四肢麻痺患者の受傷後6カ月の移動能力は，頸骨神経刺激による体性感覚誘発電位（somato-sensory evoked potential：SSEP）を評価することでおおむね予測可能であったという．すなわち，SSEPが正常な潜時で誘発された場合，83％は完全な自立歩行を回復し，17％が機能的歩行（1日に500m以上の補助無し歩行可能．杖あるいは装具（brace）使用を含む．日常生活および職業従事に耐え得る歩行能力）を獲得した．逆にSSEPが誘発されない場合，80％で歩行回復はみられなかったという．

脊髄損傷に起因する主要な症候と損傷部位との関係は，いくつかの代表的な型に類型化することができる．図2に代表的な不全麻痺の損傷部位と主要症候を表す模式図を示す．

代表的な型の内，中心型損傷は主に脊髄の中心部が損傷されているため，上肢の麻痺が強く，下肢の麻痺は比較的軽い．基礎疾患として脊椎の変性病変がある高齢者に多い．ブラウン・セカール型損傷は，脊髄の半側損傷を指す．臨床的症候は，損傷と同側の運動と固有感覚の消失，対側の温・痛覚障害である．これらの他，前

損傷型	主要症候

横断型

運動・感覚完全麻痺
スパイナルショックから痙性麻痺

中心型

強い上肢麻痺，弱い下肢麻痺
高齢者に多い

ブラウン・セカール型

損傷と同側の運動と固有感覚の消失
対側の温・痛覚障害

前部損傷型

損傷部以下の温・痛覚障害，運動障害
深部感覚は保たれる（前脊髄症候群）

後部損傷型

深部知覚の消失
後索性運動障害

図2 脊髄の損傷型と主要な症候

表1 外傷以外の脊髄損傷の原因（二瓶，2006[5]より改変）

先天性		二分脊椎 脊椎奇形 頭蓋底陥入
後天性	炎症	脊髄炎，髄膜炎 化膿性脊椎炎，脊髄硬膜外腫瘍 慢性関節リウマチ
	血管異常，血行異常	動静脈奇形，脊髄出血，前脊髄動脈症候群 スキューバダイビング
	腫瘍	脊髄腫瘍，髄膜腫，脊椎腫瘍，脊椎癌転移
	脊髄変性疾患	脊髄小脳変性症，脊髄空洞症，筋萎縮性側索硬化症，多発性硬化症
	脊椎変性疾患	変形性脊椎症，後縦靱帯骨化症，頚椎椎間板ヘルニア
	中毒性	キノホルム障害

脊髄症候群は，前脊髄動脈の外傷，または脊椎前面の外傷による場合が多い．損傷部以下の温・痛覚障害，運動障害が生じるが深部感覚は保たれる．脊髄円錐症候群は，脊髄下端部の損傷により膀胱直腸障害と下肢の弛緩性麻痺を生じる．馬尾神経症候群は，脊髄円錐よりさらに下方の損傷で馬尾神経のみの損傷である．この場合，下肢の弛緩性麻痺を呈する．

脊髄麻痺は，外傷以外を原因とする脊髄病変等でも発生する．表1に脊髄麻痺を起こし得る代表的な原因を示した[5]．

神経学的診断

脊髄損傷の神経学的検査は，アメリカ脊髄損傷協会（American Spinal Injury Association：ASIA）が作成した基準が国際的に標準化された判定基準として広く

表2 ASIA障害尺度

A	完全	仙髄4-5番支配域での運動・感覚機能消失
B	不完全	神経学的損傷レベルより下位および仙髄部(S4-S5)での感覚機能残存，運動機能消失
C	不完全	神経学的損傷レベルより下位の運動機能残存，半分以上の主要筋群のグレードが3より下
D	不完全	神経学的損傷レベルより下位の運動機能残存，少なくとも半分以上の主要筋群のグレードが3以上
E	正常	運動，感覚機能ともに正常

用いられている．p163にあげた図5-11は，検査に用いられる評価表である．

ASIAでは，運動機能と感覚機能をそれぞれ得点化して評価する．運動機能はC5からTh1，L2からS1の10の髄節がそれぞれ支配する代表的筋群（key muscles）の徒手筋力検査を行い，それぞれについて得点化する．その合計点が運動スコア（motor score）となる．感覚機能は，図に示される各皮膚分節における標的感覚点の触覚および痛覚をそれぞれ点数化する．その合計点が感覚スコア（sensory score）である．残存機能レベルは，ASIA障害尺度（ASIA Impairment Scale）を用いて5段階評価する（表2）．完全麻痺，不全麻痺は，仙髄の運動・感覚検査で決定する．すなわち，肛門の随意収縮および知覚の有無がその判定基準となる．

ASIAの他に，ZancolliやFrankelの評価法もよく用いられる．Zancolliの評価法は，主にC6頸髄損傷を中心とした上肢の残存機能に関する分類法である．Frankel分類は，古くから最も一般的に用いられてきた脊髄損傷の評価法である．ASIAの障害尺度と同様に，麻痺の程度をAからEの5段階に分類するものであるが，その判定基準はASIA障害尺度とは若干異なる．各評価法の比較については，陶山[6]に詳説されている．

脊髄損傷後の合併症・生活習慣病

脊髄損傷の代表的な合併症には，褥瘡，関節拘縮，異所性骨化，骨萎縮，外傷後脊髄空洞症，皮膚合併症がある．表3[7]に脊髄損傷後の活動性低下に伴う廃用性症候群について示した．各合併症および廃用症候の詳細は，他に優れた解説があるので参照されたい[5]．各種合併症や廃用性症候群の予防に，自己管理を含めた医学的管理が重要であることはいうまでもない．

脊髄損傷者の生命予後は，高齢期での頸髄損傷受傷を除けば，いまや健常者と大差がないとされる．脊髄損傷後の生存期間が大幅に延長したことは，これら合併症の予防が徹底して行われるようになった事実に負うところが大きい．しかし，生存期間の大幅な延長は，二次的障害の発生など新たな問題をもたらすこととなった．さらに，障害に伴う身体活動量の低下や各種代謝異常は，生活習慣病の誘因となることが十分予想され，事実，身体障害がある人（n＝81，この調査の内訳では，そのうち脊髄損傷者が70％）では，生活習慣病罹患率が健常者に比べて高いという報告もある[8]．

表3 脊髄損傷の代表的合併症(津山ほか,1984[7])

Ⅰ．運動器の障害
 1．筋廃用性萎縮(筋力低下,筋耐久性低下)
 2．関節拘縮
 3．骨粗鬆症―高カルシウム血症(→尿路結石)
 4．異所性骨化
 5．肩関節周囲炎　など
Ⅱ．循環器・呼吸器の障害
 1．心肺機能低下(一回心拍出量の減少・頻脈,一回呼吸量の減少)
 2．深部静脈血栓症
 3．肺塞栓症
 4．沈下性肺炎　など
Ⅲ．自律神経系の障害
 1．起立性低血圧
 2．消化器機能低下(食欲低下,便秘,胃もたれ)
 3．低体温　など
Ⅳ．精神機能の障害
 1．知的活動の低下
 2．抑うつ
 3．人格変化
 4．睡眠障害　など

今後,障害とともに健康な生活をいかに長く維持するかという課題の解決がよりいっそう重要性を増すことが予想される.

文　献

1) 豊永敏宏：発生の現状．住田幹男ほか編著,脊髄損傷の outcome－日米のデータベースより－,pp27-42,医歯薬出版,2001.
2) 新宮彦助：脊髄損傷の疫学．陶山哲夫編著,脊髄損傷リハビリテーション実践マニュアル,pp4-6,全日本病院出版会,2002.
3) 内田竜生：脊髄損傷者の死因と標準化死亡比．住田幹男ほか編著,脊髄損傷の outcome－日米のデータベースより－,pp187-202,医歯薬出版,2001.
4) Curt A, Dietz V: Electrophysiological recordings in patients with spinal cord injury: significance for predicting outcome. Spinal Cord, 37: 157-165, 1999.
5) 二瓶隆一：発生の原因．二瓶隆一ほか編,頸髄損傷のリハビリテーション 改訂第2版,pp35-36,協同医書出版社,2006.
6) 陶山哲夫：リハにおけるアウトカム評価尺度－第7回 ASIA, Frankel, Zancolli－. J Clin Rehabil, 14：660-666, 2005.
7) 津山直一ほか編：リハビリテーション医学．医歯薬出版,1984.
8) 佐久間肇：障害者における生活習慣病の実態. J Clin Rehabil, 14：792-797, 2005.

第2章

歩行ニューロリハビリテーションの基礎
~ヒトの運動制御機構~

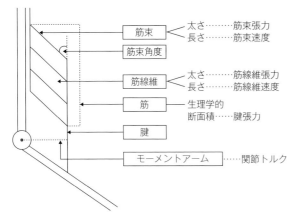

図2-1 筋と腱組織の配列に関するモデル（福永, 2002[1]）

本章では，歩行のニューロリハビリテーションに深くかかわる基礎知識として，まず，ヒトの運動制御機構とその機能について整理する．その大きな枠組みの中から直立二足歩行を改めてとらえなおすことにする．

1．運動の制御機構

1）筋

はじめに，運動を成立させる構成要素の中から，神経指令を張力という力に変換し，最終的に運動を発現する筋についてみてみる．

（1）構　造

筋肉には規則的な明暗の縞模様がみられる横紋筋と縞模様のない平滑筋がある．横紋筋は身体運動を産み出す骨格筋と心筋にみられ，平滑筋は主に内臓の筋を構成する．以下に骨格筋の構造と機能についてまとめる．

生体の運動は，筋が発揮した張力が腱を介して骨に伝わり，関節トルクが生じて，最終的に関節運動が発現することで産み出される．福永[1]は，関節モーメントを産み出す筋の構造上の要素と，それらが影響する力学的パラメータとの関係を図2-1のようにまとめている．

このモデルの最小単位である筋線維は直径が10〜150μm，長さが数mm〜数十cmにおよぶ巨大な多核細胞である．筋線維は直径約1μm，長さ数mmから数cmの筋原線維からなる．筋原線維はさらに収縮の最小単位であるサルコメア（筋節）から構成される．サルコメアは細いアクチンフィラメントと太いミオシンフィラメントが並列的に配列され，一部重なった部分が滑走することで収縮する．

一本一本の筋線維は直列および並列的に束（筋束, muscle fascicle）となって，図2-1のように腱と腱を結合する．この時，腱の走行方向と筋束の走行にはある角度が存在する．この角度のことを筋束角あるいは羽状角[注1]という．

複数の筋束はまとまって全筋（whole muscle）を形成する．その生理学的断面積（physiological cross sectional area，筋線維の長軸に対して直角な断面積）と筋全体が発揮することのできる張力は比例する．この生理学的断面積当たりの筋張力を絶対筋力あるいは固有筋力と呼ぶ．ヒトの固有筋力は個人によって，あるいは筋によって大きく異なる．これまでの報告では20〜80 N/cm^{2}の値が多い[1]．

注1）福永[1]によれば羽状角と筋束角はほぼ同じ意味であるが，前者は特に筋線維が腱張力作用方向をなす角を指す．

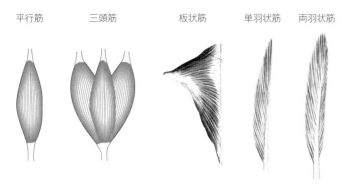

図2-2 筋束の配置の違いからみたさまざまな筋形状

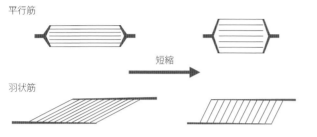

図2-3 平行筋と羽状筋の短縮の模式図（川上，1997[3]）

（2）筋束の配置と筋の機能

図2-2に筋束の配置の違いからみたさまざまな筋形状の種類を示した．この図に示した例のように，筋には腱と筋束の配置からさまざまに異なる形状がある．それぞれの形状はその筋が担う機能と密接に関連していると考えられる．ここでは，川上[2]を参考に代表的な筋形状である平行筋と羽状筋の形態と機能の関係をまとめてみる．

図2-3[3]は平行筋と羽状筋の筋収縮に伴う形状変化を簡略化して説明するためのモデルである．平行筋が収縮して張力を発揮する際には筋線維長（ここでは筋束長と同意）が短縮し，全体の筋の太さが増大する．代表的な平行筋である上腕二頭筋にできる力こぶを思い浮かべるとわかりやすい．

これに対し，羽状筋が収縮する際には図のように羽状角が大きくなって，筋束が腱に対して立ってくるような様相を呈する．結果として筋の厚みはほとんど変化しない．このような形状の変化は，複数の筋が密に配置されている大腿の筋群などでは筋収縮時に大きな筋厚の変化がないことが有利に働くと考えられている．

図2-4は，川上[2]が先行研究を基にまとめた羽状筋と平行筋の筋線維長／筋長比と生理学的筋横断面積，筋線維総数との関係である．横軸の筋線維長／筋長比は羽状筋の程度を表しており，右に行くほど平行筋的である．

平行筋は速度に有利な筋であり，可動範囲が大きく速い短縮速度が必要な関節周りの筋にこの形状が多い．股関節屈筋の縫工筋は典型的平行筋である．ヒトでは直立姿勢の獲得によって股関節は大きな可動域を得た．歩行から走行へと移行するにつれ，股関節は広い可動域での速い屈曲が必要であり，この筋が高い速度ポテンシャルをもつことも納得できる．

次にこの図の縦軸は力の強さを表している．生理学的筋横断面積と筋線維総数はきわめて近い関係にあり，羽状筋の程度が大きい腓腹筋は大きな力発揮に有利であることがわかる．一般的に，屈筋には平行筋が多く，伸筋には羽状筋が多いという．

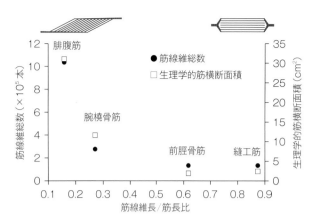

図2-4 筋線維/筋長比と生理学的断面積，筋線維数との関係
(川上，2002[2])

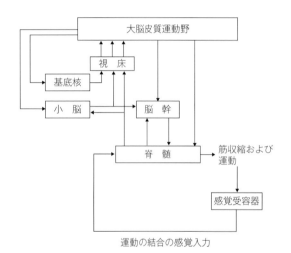

図2-5 運動の階層性制御を説明する模式図
(Ghez, 1991[4])より改変)

2）脳による運動制御

すべての身体運動は最終的に脊髄運動ニューロンからのインパルスを受け，筋が収縮することによって生ずる．脊髄運動ニューロンは，上位中枢神経および末梢感覚受容器いずれの神経性入力によっても興奮させることができるが，最終的に筋を収縮させるための指令はこの経路を通ることなくして他に伝達経路がない．そのため，脊髄運動ニューロンから筋への経路を最終共通路（final common pathway）と呼ぶ．

最終共通路に至るまでに大きく分けて2つの中枢神経系が筋収縮ひいては運動の発現に関与する．1つは脳幹であり，もう1つは大脳皮質運動野である．すなわち，脊髄を加えると3段階の中枢神経系によって運動制御系は構成される．これらの中枢神経系に種々のフィードバック，あるいはフィードフォワード制御系および適応制御系が組み込まれることによって，感覚情報を統合しながら複雑な運動を制御することが可能となる．Ghez[4]はこれを図2-5のようにまとめている．

これら3段階の中枢神経系は，階層的（hierarchy）であると同時に並列的（parallel）である．最下位の脊髄運動ニューロンプールには種々の介在ニューロンと反射回路が存在するため，それより上位の中枢からの比較的単純な指令を基に複雑なパターンを出力することが可能となる．さらに，皮質運動野からの指令は脳幹を通じて脊髄の運動ニューロンに至る経路と，直接運動ニューロンおよび介在ニューロンと結合する経路があるように，中枢神経系には並列の指令系が存在する．これは系を冗長なものとするが，たとえば神経系が部分的に損傷した後，残余部位が代行を担うなど，機能回復にとって有利に働くと考えられている．

脳幹は視覚と前庭系の情報と体性感覚情報を統合し，姿勢保持に重要な役割を果たす．最上位の大脳皮質運動野は3種類の領域に分けられる．すなわち，一次運動野，運動前野および補足運動野である．運動前野と補足運動野は複雑な運動の順序をコーディネートし，計画する．これを一次運動野が運動指令として発する．脊髄

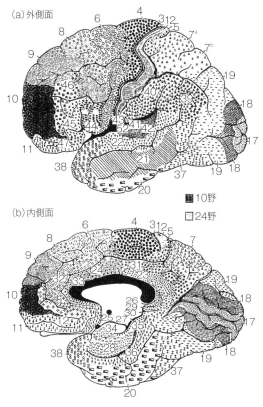

図2-6 細胞構築学的にみた大脳の領域分類
（Brodmannの分類）

は，これら上位中枢神経系から種々の経路を介して下行する神経線維，および末梢の受容器からの情報を伝える上行性の神経線維が通る伝導路であるとともに，上位中枢と独立して指令を発することができる運動の中枢でもある．以下に大脳皮質運動野，脳幹および脊髄の神経機構とその機能について概説する．

（1）大脳の運動制御系

随意運動を厳密な意味で定義することは困難である．ここでは大きく，意志の基に発現する運動ととらえ，意志による制御が不可能な不随意運動と区別することにする．

随意運動は，大脳皮質から発した指令が種々の経路を介して脊髄の運動ニューロンに到達することによって発現する．大脳皮質には随意運動に関連する複数の領域（運動関連領野）が存在する．蔵田[5]によれば，サルでは少なくとも8つの大脳皮質運動関連領野が同定されているという．それらは一次運動野とそれ以外の領野，すなわち運動連合野に大きく分けることができる．ここでは一次運動野と運動連合野の中でもその機能がよく調べられている運動前野，補足運動野について説明する．

a．一次運動野

大脳皮質から下位の中枢神経系へ指令を送る領野の中で，最も重要なのが一次運動野である．一次運動野は前頭葉の中心前回，Brodmannの分類では4野に相当する部位にあり，V層に巨大錐体細胞を有する（図2-6）．錐体細胞は軸索の伝導速度を基に，速動型と緩徐型の2種類に分けることができる．丹治[6]によれば，速動型錐体細胞は速く強い力を発揮する動作遂行時に，緩徐型はゆっくりあるいは定常的で微細な調節を必要とする動作時に多く活動するという．また，一次運動野には体部位局在性がある（図2-7）[7]．すなわち，中心前回の上の方から下肢，体幹，上肢，顔といった順にそれぞれの部位を支配する細胞が並んで配列されている．手の指や顔，口を支配する細胞の領域は体幹や下肢の支配領域に比べて広く，このことは一次運動野の指令によって微細な動きが可能になっていることを示している．

錐体細胞は，脊髄の運動ニューロンと最も直接的関係がある細胞群であり，ここから皮質脊髄路，皮質延髄路が発する．すなわち，錐体細胞は随意運動の開始に先立って発火し，その発火頻度に応じて筋の出力が変化する．Evarts[8]は，錐体細

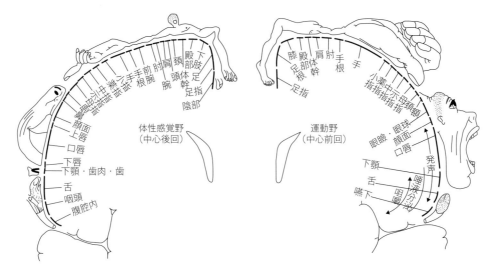

図2-7 運動野と感覚野の体部位局在(Penfield, et al., 1950[7])
中心後回と中心前回を通る前頭断面.身体部位の大きさは,その部位を支配する大脳皮質の面積に比例して描かれている.

の活動が運動のいかなる要素を制御するのか,具体的には運動に伴う四肢の位置と力のいずれを符号化しているのかを調べた.その結果,一次運動野のほとんどの錐体細胞は,位置よりも力と密接な関係にあることが判明し,この領野からの指令は,筋の力を制御するための脳からの最終出力を発することが示唆された.しかし,一次運動野も運動の方向を符号化するなど,もう少し高次の情報処理を行っているとする説もあり,この点にはまだ議論の余地が残されている.

b.皮質脊髄路

運動野深層のV層から発した線維束は脳幹を下行し,延髄錐体で左右交差して脊髄に入る.脊髄に入るとそこで数本の分枝に分かれ,そこから脊髄内部に入ってさらに細かく分かれて脊髄の運動ニューロンと結合する.この伝導路を皮質脊髄路という.皮質脊髄路は系統発生学的には新しい経路であり,哺乳類ではじめて出現する.ヒトで頂点に達する巧みな指使い等,細やかな運動はこの伝導路を通じて指令が出されていると考えられる.

この系路を通る線維の半数以上は,頸髄に終わり上肢を支配し,1/4が腰および仙髄に終わり下肢を支配している.しかも,頸髄,胸髄で終わる短い線維は内側を,腰,仙髄に終わる長い線維は外側を通るというように,線維によって通路が異なる.さらに前角にある運動神経ニューロン群のうち,内側にあるものは主に体幹の筋を支配し,外側にあるものは上肢や下肢など四肢を支配する.皮質脊髄路からの線維は脊髄で多数の細胞群と結合するため,一度に多くの細胞の活動を制御することができる.

図2-8[9]は錐体細胞と脊髄の運動ニューロンが結合する様子を模式的に示したものである.結局,皮質脊髄路からの信号は,①脊髄運動ニューロンに興奮性に

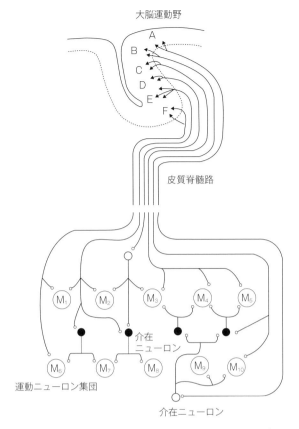

図2-8 運動野錐体細胞（A〜F）と脊髄運動ニューロン（M1〜M10）の結合を説明する模式図（丹治，1999[9]より改変）
大脳運動野錐体細胞から発せられた指令は，脊髄の運動ニューロンだけでなく介在ニューロンにも到達する．

接続する，②介在ニューロンの活動を制御する，③脊髄運動ニューロンに抑制性に接続する，④脊髄反射を調節する，⑤体性感覚情報を脊髄レベルで制御する，などを同時に行うことで上述の巧みな運動を実現しているといえる．

c．運動前野，補足運動野

運動前野は運動野の前方，Brodmannの6野にあり，補足運動野は同じく6野のうち半球内側面にある．これらの領野は一次運動野より高次の情報処理を受け持つと考えられている．一般に，運動前野と補足運動野に帯状皮質運動野を加えた領野を高次運動野と呼ぶ．

運動前野はさらに背側と腹側の2つの領域に分けられる．脳の他の領域との結合は，背側運動前野は頭頂連合野前方の上頭頂小葉から強い入力を受けるのに対して，腹側運動前野は頭頂連合野後部の領域から強い入力を受ける．さらに視床からの入力も背側と腹側運動前野では異なっている．背側運動前野と腹側運動前野の機能の違いに関しては未知の部分が多いが，おおよそ次のようにまとめられる．すなわち，背側運動前野は運動開始前に活動する細胞が多いことから，いわゆる運動の企画や準備を行うと考えられている．これに対し，腹側運動前野は視覚入力と強い結びつきを示す細胞が多く，視覚から得られた情報を運動に必要な座標系に変換する過程を担っていると目されている[9]．

補足運動野にも一次運動野同様，支配領域の体部位局在性があることが知られている．Matsuzakaら[10]によれば，従来の補足運動野と呼ばれた部位は2つの領域に分かれ，そのため，前方の領域を特に前補足運動野と呼び，後方領域を補足運動野と呼ぶ[9]．前補足運動野は視覚入力，補足運動野は体性感覚入力との結合が強い．さらに近接領域との入出力関係でも，前補足運動野と補足運動野のそれは多くの点で異なっている．ヒトの補足運動野に関しても，脳の画像撮影技術の進歩に伴い多くの点が明らかとなってきている．丹治[9]によれば，①ヒトの補足運動野でも単純動作よりも複雑な時間構成を必要とする動作，②視覚誘導性動作よりも記憶依存性

動作，③動作学習時，にそれぞれ活動が高まる．さらに，前補足運動野は，①動作に認知的要素が多く含まれる時，②動作手順学習時，などでその活動が高まるという．

(2) 脳幹の運動制御系

高位中枢で決定された運動のプランは脳幹の神経核で中継され，種々の伝導路を介して脊髄に投射される．これら脳幹に起始細胞を有する伝導路には，高位中枢の運動指令だけではなく脳神経核にはじまる感覚情報も伝達される．すなわち，これらの経路は姿勢の保持など無意識のうちに行われる運動において主要な役割を果たす．代表的な伝導路として，前庭神経核にはじまる前庭脊髄路，橋・延髄網様体に起始細胞群を有する網様体脊髄路，赤核に起始細胞を有する赤核脊髄路がある．これらの下行路は，小脳プルキンエ細胞から抑制性の入力を受けている．一方，小脳は脊髄小脳路を介して，筋や腱からの固有感覚あるいは皮膚からの入力を受容しており，ここに閉ループを形成している[11]．

(3) 脊髄の運動制御系

a．脊髄の解剖

脊髄は体幹の真ん中にある脊柱の中を下行し，脊柱を構成する脊椎骨の一番下のレベルまで達する．脊髄からは一定間隔で神経根が左右対象に外に出ていく．これを脊髄神経と呼ぶ．一個の脊椎骨から一対ずつの脊髄神経が出ており，全部で31対ある．上から順に，頸神経8対，胸神経12対，腰神経5対，仙骨神経5対，尾骨神経1対となる．1本の神経根は脊髄の腹側から出る運動神経根（前根）と背側から出る感覚神経根（後根）が混在している．

図2-9は脊髄の横断面である．真ん中の蝶のような形をした部分が灰白質，その周りの部分が白質である．灰白質の部分には運動や感覚の神経核があって，感覚情報を脳幹や視床に伝えたり，脳からの運動指令を筋肉に伝える役割を担う．図2-9の右側は，脊髄の灰白質部分を細胞の大きさや形から10の異なる層に分けて示したものである．感覚神経は脊髄の背側から後根を通って脊髄に情報を伝え，Ⅰ～Ⅲ層がその入り口となる．筋肉に運動の命令を出すα運動ニューロンは前角のⅨ層に存在する．α運動ニューロンは大型の細胞で，その直径は30～70μmほどある．α運動ニューロンの細胞体からは樹状突起が出ており，Ⅶ～Ⅷ層まで長いものではⅤ～Ⅵ層まで広がるものもある．

b．運動単位

最終共通路において，一個の脊髄運動ニューロンから筋に向かって伸びる軸索は末梢で枝分かれして複数の筋線維に結合する．そのため，一個の運動ニューロンの指令は同時に複数の筋線維を収縮させる．これら一個の運動ニューロンと，それが支配する筋線維群をまとめて運動単位（motor unit）と呼ぶ．一個の筋を支配する運動ニューロンは，Ⅸ層内でほぼまとまった位置で縦に連なり運動核を形成す

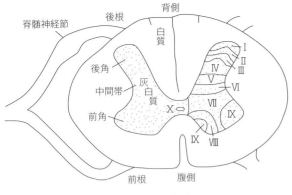

図2-9 脊髄の横断面

る．さらに，一個の筋内で運動ニューロンが支配する筋線維の部位と，運動核内での運動ニューロンの位置にも一定の関係がある[12,13]．

c．神経支配比

一個の運動ニューロンが何本の筋線維を支配しているかを表す比を，神経支配比という．神経支配比は筋によって大きく異なっている．たとえば，眼筋のように微細な調節が必要な筋では小さく，大腿の筋のように細かな調節の必要がなく大きな筋張力の発揮のみ要求される筋では大きい．

d．運動単位の種類

運動単位は，筋線維部分の収縮特性を基に，4つの異なる型に分けることができる．すなわち，まず単収縮時間が短いF型（type F: fast twitch）と，単収縮時間が長いS型（type S: slow twitch）に分けることができる．そして，F型はさらに疲労しやすいFF型（type FF: fast twitch, fatigable），疲労しにくいFR型（type FR: fast twitch, fatigue resistant），およびこれらの中間の性質を有するFI型（type FI: fast twitch, intermediate）に分けることができる．これら4種類の運動単位の強縮張力はFF＞FI＞FR＞Sの順に小さくなる．

e．運動単位の活動と筋張力の制御

一個の筋（whole muscle）の張力は，動員（recruitment）されている運動単位活動の総和にほかならない．一般に，筋の張力を徐々に上昇させていく時や伸張反射によって筋張力が発生する時，運動単位は運動ニューロンが小さい型のものから順次動員される．これをサイズの原理（size principle）[14]という．

運動単位動員の順序は，運動ニューロンの膜の特性とシナプス入力に依存する．さまざまな条件下での筋張力発揮において，サイズの原理が適用できることが観察されていることは，一般的には細胞膜の興奮閾値によって動員順序がほぼ決まっていることを示唆する．機能的にも，持続的な活動を要求されるような運動単位，すなわちS型の運動単位は閾値が低く，弱い筋張力の時に動員され，閾値が高いF型の運動単位は，持久力はないが瞬発的な力発揮場面においてのみ動員されることになり，サイズの原理が合理的であることがわかる．

さらに制御論的見地からみると，運動単位の動員順序が運動ニューロンの特性で決まっているとすれば，個々の運動単位を別々に制御する必要がなく，運動ニューロンプール全体に対する指令の強さを変えるだけでよいことになり，制御の自由度を大きく減らすことができる．それだけ指令部の負担が少ないことを意味し，この

面でも合理的である．これらの合理性も手伝ってか，サイズの原理は広く受け入れられている．

しかし，この例外もまた少なからず報告されている．たとえば急速運動（ballistic movement）[15]や伸張性筋活動[16,17]では，通常は動員順序が遅い高閾値の運動単位（F型）が低閾値の運動単位（S型）より先に動員される場合があることが知られている．また，多機能筋などでは一個の筋の中に複数の区画（partition）が存在し，サイズの原理が適用できるのは，それぞれの区画内においてのみであることがサイズの原理から逸脱する現象として報告されている[18]．

f．運動単位の動員と発火頻度の調節

筋が収縮し張力を発揮する際，一般的にはサイズの原理に従い，小さな運動単位から順次動員されることは前記したとおりである．一旦動員された運動単位は，ある頻度で発火する．結局，筋張力は動員されている運動単位の数とそれらの発火頻度の総和で決定されることがわかる．それでは，実際の運動単位の動員と発火頻度はどのようなダイナミクスを示すのであろうか？　これを調べるには個々の運動単位を同定するとともに，それぞれの発火頻度を計測する必要がある．ヒトを対象にそれらを計測することは困難であるが，De Lucaらは独自の方法でその計測に一部成功した．彼らは特殊な針電極とdecomposition法と呼ばれる運動単位活動電位（motor unit action potential：MUAP）波形の分別アルゴリズムを用い，運動単位の動員と発火のダイナミクスを種々の筋や運動において記録している[19]．

運動単位の動員と発火頻度に関して彼らがまとめたところによれば，このダイナミクスは手指の筋のような小さな筋と，腕や脚の大きな筋とでは異なるという．すなわち，小さな筋では徐々に力を増大させていく時，50％MVC程度まで新たな運動単位の動員がみられるが，さらに力を増大させると新たな運動単位の動員はなく，すでに動員されている運動単位の発火頻度を高めるパターンを示す．発火頻度は最大で60pps（pulse/second）に達する．これに対し，大きな筋では新たな運動単位の動員が90％MVCかそれ以上でも認められるという．つまり，筋張力の調節は，小さな筋では主に運動単位の発火頻度を変調することでなされ，大きな筋では主に新たな運動単位の動員およびすでに動員されている運動単位の脱動員（derecruitment）で行われている．

3）反射運動の神経機構

（1）種々の出力パターンを生み出す脊髄の神経回路

脊髄のα運動ニューロンが興奮すると，最終共通路を介してそれが支配する筋線維が収縮することは先に述べたとおりである．この最終共通路の出力は，脊髄内で多数の介在ニューロンと運動ニューロンとがさまざまな組み合わせで結合することによって多様なパターンとなる．

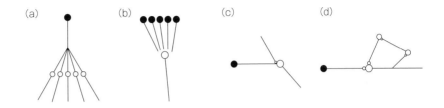

図2-10 基本的神経回路を説明する模式図(中澤ほか, 2002[20])
a：発散(divergence), b：収斂(convergence), c：遮断(gating), d：反響(reverberation)

図2-10[20]に基本的な神経回路を示した．発散（divergence）とは，1つの神経軸索が複数の側枝を出して複数のニューロンにシナプス結合することである．これによって1つの神経インパルスが多くのニューロンを一度に興奮させることができる．これとは逆に複数のニューロンの軸索が1つのニューロンに集中して結合することを収斂（convergence）という．遮断（gating）は，あるニューロンへの情報がシナプス結合前に抑制性入力によって遮断されることをいう．これには介在ニューロンを介したものや，介在ニューロン無しにシナプス結合前に抑制される場合（シナプス前抑制）などがある．反響回路（reverberating circuit）は循環する回路である．循環することによって1つの刺激で効果が反復する．

これらの他に上位中枢からの持続的（tonic）興奮性入力との何らかのスイッチングメカニズムによって，屈筋と伸筋の交互性発火を実現するリズム発生（rhythm generator）回路も概念的に考えられている．脊髄の歩行中枢神経回路を概念的にモデル化する時，そのようなリズム発生回路を想定する．相反性回路（reciprocal circuit）は，たとえば屈筋の運動ニューロンと伸筋の運動ニューロンがあって，それぞれのニューロンに結合している軸索が側枝を出して反対側のニューロンに直接結合するか，介在ニューロンを介して結合するような回路である．それによって，屈（伸）筋を興奮させる時に同時に伸（屈）筋を抑制することができる．このような作用を相反抑制という．

（2）反射運動

反射とは，生体に加えられた刺激に適切に対応するための基本的な神経系の反応様式である[21]．一般に，反射は刺激を感知する受容器と，受容器からの情報を受け指令を発する反射中枢，および指令を実行する効果器から構成され，それらをまとめて反射弓という．反射弓において感覚信号を反射中枢に伝える神経を求心性ニューロン，反射中枢からの信号を効果器に伝える神経を遠心性ニューロンという．

体性感覚受容器には皮膚や皮下組織にある表在性受容器と，筋や腱，関節など深部にある深部受容器がある．代表的表在性受容器としてはルフィニ終末，マイスナー小体，パチニ小体などがある．これらの受容器は触刺激の検知を行っている．表2-1[22]に筋内の種々の受容器とその支配神経を示した．これらの深部受容器の中で

表2-1　哺乳類骨格筋内感覚器の種類と支配神経（伊藤，1994[22]）

感覚器	神経の種類（群）	神経の直径（μm）	インパルス伝達速度（m/s）	占有率（％）
筋鞘（結合織）感覚器				
遊離神経終末	Ⅲ，Ⅳ	1～4，0.1～1	10～24，1～10	15
パチニ小体	Ⅱ	4～12	25～72	1
錘外感覚器				
血管周囲（遊離）終末	Ⅲ，Ⅳ	1～4，0.1～1	10～24，1～10	7
ルフィニ（腱）終末	Ⅱ	4～12	25～72	1
葉状神経終末	Ⅲ	1～4	10～24	1
錘内感覚器				
筋紡錘第一感覚終末	Ⅰa	12～20	72	30
筋紡錘第二感覚終末	Ⅱ	4～12	25～72	30
ゴルジ腱器官	Ⅰb	12～20	72	15

は筋紡錘や腱器官は著明な反射運動を引き起こし，それらの活動の調節は円滑な運動の遂行にとって不可欠であるため，よく調べられている．

　a．伸張反射

　ここでは，運動系において重要な役割を果たしている伸張反射について詳しく説明する．

　骨格筋を急激に伸ばすと，筋内の筋紡錘から求心性インパルスが生じ，脊髄の α 運動ニューロンに伝達される．それによって α 運動ニューロンが興奮し，筋収縮を引き起こす．これを伸張反射という．伸張反射の受容器は筋紡錘であり，筋の伸張および伸張速度を感知する．筋紡錘の興奮は，Ⅰa 群感覚線維あるいはⅡ群感覚線維を通じて脊髄の α 運動ニューロンを興奮させる．また，筋紡錘の興奮が脊髄より上位の中枢を経由し，脊髄 α 運動ニューロンに到達する経路もある．脊髄以下の経路による伸張反射は，刺激が加わってから反射が出現するまでの潜時が短いことから短潜時反射，脊髄より上位の中枢を経由する反射は，潜時が長いことから長潜時反射という（b．c．の項で後述）．

　伸張反射は，抗重力筋など持続的に筋の緊張（tonus）を保つ必要がある筋において特に重要である．伸張反射の強さあるいは感受性（stretch reflex sensitivity）は，反射中枢への入力と出力の関係で表される．さらに，入力と出力の関係を定量化することによって，伸張反射の感受性を反射の利得（gain）と閾値（threshold）に分けてとらえることができる．伸張反射の利得は，反射中枢への入力の増加分（関節角速度・筋線維長・筋伸張速度・背景筋活動）と反射中枢からの出力の増加分の比率である．伸張反射の閾値とは，伸張反射が生じる最低の入力値のことである．

　図2-11[20]に伸張反射の利得と閾値の概念を説明する模式図を示した．x軸に入力として，筋伸張速度，関節角速度あるいは背景筋活動，y軸に出力として筋電図上の反射応答をとっている．各入力の増加に対して筋電図上の反射応答は直線的に

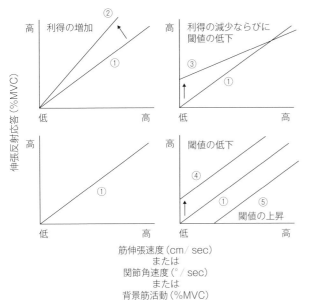

図2-11 伸張反射の利得と閾値の概念を説明する模式図
(中澤ほか, 2002[20])

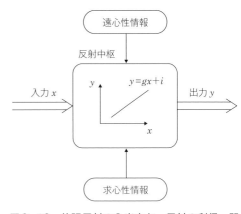

図2-12 伸張反射の入出力と, 反射の利得・閾値を変調する求心性および遠心性情報の関与を説明する模式図 (中澤ほか, 2002[20])

増加するので, 両者の関係を表す一次回帰式の傾き (gradient) を利得, x軸切片を閾値とする[23]. 傾きの増加は利得の増加を表し, y軸切片の増加は閾値の低下を表す. この図から, 同一入力量に対する伸張反射の出力は, 傾き (利得) と閾値 (y切片) のいずれか一方の変化によって増減することがわかる.

図2-12[20]は伸張反射の入出力と, 反射の利得・閾値を変調する求心性および遠心性情報の関与を説明する模式図である. 伸張反射の出力は入力に比例するので, 入力が増加すると出力も増加する. しかし, 反射中枢内の一次式のパラメータが変化すると, 同一入力量に対する出力の大きさが変化する. 反射中枢内の一次式のgが反射の利得, iが閾値である. 伸張反射の利得と閾値を変調する神経機序に関しては, 上位中枢からの遠心性情報による経路と, 末梢感覚受容器からの求心性情報による経路の両者がある. 一般に脊髄の反射中枢は上位中枢からの抑制性入力を受けている. 脳卒中や脊髄損傷などによってこの抑制性入力が遮断されると, 反射感受性が異常に高まることがある. これらの患者にみられる痙性 (spasticity) は, 抑制性入力遮断によって反射中枢の感受性が亢進したことによると考えられている.

b. 筋による伸張反射の強さの相違

上記の方法で伸張反射の強さを表すと, 異なる筋間で伸張反射の強さを比較することができる. 図2-13[20]は肘関節と足関節のそれぞれ屈筋と伸筋を, 同一の関節角速度で伸張して誘発した反射波形 (筋電図) である. それぞれの筋について4本の筋電図波形が表示されている. 4本を斜めに横断している実線は筋伸張開始時点を表す.

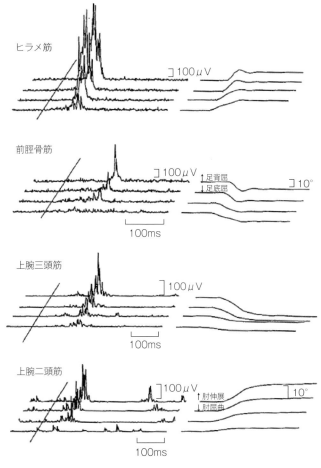

図2-13 下肢と上肢の筋を種々の速度で伸張して誘発した筋電図反射応答波形の例(中澤ほか,2002[20])

　まず,ヒラメ筋と前脛骨筋の筋電図を見比べてみると,前脛骨筋の筋電図上の最大ピークがヒラメ筋に比べて明らかに遅く発現していることが見てとれる.

　一般に,筋電図上の伸張反射成分には,筋伸張開始時からの潜時が短い「短潜時成分」と潜時が長い「長潜時成分」がある.前者は短潜時伸張反射に由来する成分であり,後者は長潜時反射に由来する成分である.短潜時伸張反射は筋紡錘からIa群感覚線維,脊髄を経由して筋に戻る反射弓を介する反射とされる.これに対し,長潜時反射は筋によって異なる反射弓を介すると考えられている.それらはⅡ群感覚線維を経由して脊髄で複数のシナプスを介する経路,Ia群感覚線維から大脳皮質を経由する経路などである.

　同じ足関節を支配する筋であるヒラメ筋と前脛骨筋をみても,前者は短潜時伸張反射が強く,後者は長潜時反射が強いといえる.肘関節周りの屈筋と伸筋である上腕二頭筋と上腕三頭筋はいずれも短潜時成分に比べて長潜時成分が大きく,長潜時

反射が優位であることがわかる．

　長潜時反射に関しては，下肢の筋ではⅡ群感覚線維を介して脊髄の反射中枢を経由するとされており，上肢の筋ではⅠ群あるいはⅡ群感覚線維を介して脊髄より上位の中枢を経由すると考えられている[24]．しかし，下肢でも前脛骨筋の長潜時反射は大脳皮質を介しているとの説もあり[25]，長潜時反射の反射弓に関する見解は未だ研究者間で一致をみていない．

　いずれにしても，反射波形の形状の違いは，伸張反射がそれぞれの筋で担う機能的役割の違いを反映していると考えてよいであろう．すなわち，下腿三頭筋のようないわゆる抗重力筋は，立位姿勢保持中などで持続的に張力を発揮する必要があり，脊髄の伸張反射弓を介して筋の緊張を保っていると考えられる．

　これに対し，上肢の筋はヒトでは抗重力機構から解放されており，むしろ巧緻性の高い動作が要求される．短時間で筋の収縮・弛緩の切り替えが要求される複雑な上肢の運動においては，伸張反射は抑制されている必要がある．事実，足関節伸筋であるヒラメ筋の伸張反射は，屈筋の前脛骨筋や上腕の筋に比べて著しく強い（図2-13）[20]．上腕の屈筋（上腕二頭筋，腕橈骨筋）と伸筋（上腕三頭筋）には反射の強さに下腿の筋ほどの大きな差はなく，ここにヒトの上肢が抗重力機構から解放されたことの影響をみることができる[26]．

c．伸張反射の課題依存性

　一般に，伸張反射の強弱はその時の随意的筋活動の強度に依存する[27,28]．随意運動中に筋活動が増大すると筋が短縮するので，錘内筋線維も同時に短縮させないと，筋の長さ変化を感知することができない．そのため，生体の運動制御系には，α運動ニューロンの活性度（activation level）に合わせて，γ運動ニューロンの活性度を調節する機序が存在する（α-γ連関，α-γ linkage）．α-γ連関によって筋紡錘の感度が随意性筋活動に見合った形で保たれる．その結果，随意性筋活動が増大すると，筋伸張刺激（入力）に対する筋紡錘からのインパルスが増加し，反射による筋活動（出力）が増大する．この時，反射中枢の感受性はγ運動ニューロンの活性度が変調されることによって，随意性筋活動に合わせて調節されていることになる．

　このような機序によって，運動中の随意性筋活動と伸張反射は強固に結びついていると考えられてきた．しかし，近年の神経生理学領域の研究成果では，反射中枢の感受性は随意性筋活動の増減に必ずしも連動せず，独立して調節される場合があることを明らかにしている．しかも，そのような伸張反射の調節が円滑な運動の遂行に不可欠であることが，運動機能障害者を対象とした研究の結果から示されている[29,30]．これは，生体には伸張反射を運動の課題に応じて調節する神経機序，換言すれば，反射感受性を目的に応じて随意性筋活動と独立に調節する神経機序が存在し，しかも，その神経機序が円滑な運動の遂行にとって重要な役割を果たしている

ことを示唆している．このように，運動時の機能的要求（motor demand）に応じて随意筋活動とは独立に反射感受性が変調され，結果として反射出力が変化する性質を伸張反射の課題依存性（task-dependency）という．

ヒトの伸張反射（H-反射）が運動課題に依存して調節されることを最初に示したのは，Capadayら[23]であった．彼らは歩行中のH-反射を記録する信頼性の高い方法を確立し，歩行中と直立姿勢中にヒラメ筋H-反射と背景筋活動（background EMG activity：BGA）を記録し，それぞれの課題におけるH-反射の振幅と背景筋活動の関係を検討した．その結果，背景筋活動の増加に対するH-反射の増加率は歩行中の方が低く，歩行中には直立姿勢時に比べて伸張反射が抑制されることを見出した．

彼らは続いてヒラメ筋H-反射の振幅が歩行の位相に応じて背景筋活動と独立した変動を示すことを観察し，ネコの歩行で観察されていた伸張反射の位相依存性（phase dependency）がヒトの歩行にも存在することを示唆した[31]．

これら，Capadayらの先駆的研究の後，歩行[32,33]，ペダリング運動[34]，跳躍[35,36]，傾斜歩[37]でのH-反射の観察から同様な報告が相次いでなされた．しかしながら，これら運動の課題や位相に応じたH-反射の調節がいかなる神経機序の基に行われるのかは依然解明されていない．

上記の報告はすべて運動中のH-反射が課題依存性に調節されることを示しているが，短潜時および長潜時反射の課題依存性調節を扱った報告は少ない．この原因は，歩行のような複雑な運動中に機械的刺激によって伸張反射を誘発することが困難な点にある．そのため，伸張反射の課題依存性を扱った研究はいずれも単純な関節運動を運動条件として用いている．

長潜時反射についても，運動課題に応じて，あるいはサイクリックな運動の位相に応じての変調があることが知られている．特に上肢の筋においては，長潜時反射に由来する筋出力が短潜時反射に由来する筋出力よりも大きく，運動時の機能的要求に一致して合目的的に調節されていると考えられている．

著者ら[38,39]は，伸張性筋活動中の筋の長潜時反射は，短縮性および等尺性筋活動中に比べ明らかに抑制されていることを観察した．伸張性筋活動は筋腱全体の長さが伸張されながら筋出力を発揮することが要求される．この時に伸張反射が強く生じると円滑な運動を阻害することになる．したがって，等尺性の筋活動や短縮性の筋活動時に比べて，伸張反射の強さが低く調節されていることは機能的要求に合致するといえる．近年，Pruszynskiらのグループは一連の上肢リーチング課題を用いた実験結果から，リーチング時に発生する関節間のインタラクショントルクに応じて，各筋の活動が協調的に作用するように制御されていること，そして，機械的な外乱に応答して生じる長潜時反射もその大きさが協調的に制御されていることを明らかにした[40]．

以上，伸張反射，特に長潜時反射は運動課題に応じて柔軟に調節されていることがわかる．その制御は全て無意識化で行われており，我々の身体運動は，それを随意的に行う際にも，無意識化でいかに高度に自動化された制御によって支えられているのか，その一側面をみることができる．

まとめ

本章では，ヒトの運動制御系を構成する筋と中枢神経系について，その構造と機能を概説した．次に，随意的な運動の背後では，反射系の調節が巧妙になされていること，単純にみえる随意運動であっても，無意識化の調節が常に存在することを説明した．ヒトの直立二足歩行も，運動系を構成する個々の要素が協調的に機能することで初めて成立する．病気や加齢のために，運動系の構成要素のいずれか，あるいはいくつかの機能が損なわれれば，自ずと自立歩行は困難になる．私たちが気づかないところで，潜在化で制御されている反射系も実は自立歩行の円滑な遂行と密接にかかわっており，その制御は極めて巧妙で，かつ機能的に重要であることが理解いただけたかと思う．

文献

1) 福永哲夫：身体運動における筋の機能を決定する構造的因子．福永哲夫編，筋の科学事典，pp78-113，朝倉書店，2002．
2) 川上泰雄：骨格筋の形状と機能．福永哲夫編，筋の科学事典，pp37-64，朝倉書店，2002．
3) 川上泰雄：骨格筋の形状と機能．骨格筋．運動による機能と形態の変化．山田　茂，福永哲夫編著，pp1-28，ナップ，1997．
4) Ghez C: The control of movement. In: Kandel ER, et al.（Eds），Principles of Neural Science 3rd ed, pp533-547, Appleton&Lange, 1991.
5) 蔵田　潔：運動制御の情報処理機構．宮本省三ほか選，運動制御と運動学習，pp3-22，協同医書出版社，1997．
6) 丹治　順：随意運動と皮質運動野・補足運動野ニューロン活動．佐々木和夫ほか編著，新生理科学大系第10巻 運動の生理学，pp72-83，医学書院，1988．
7) Penfield W, Rasmussen T: The Cerebral Cortex of Man. A Clinical Study of Localization of Function. Macmillan, 1950.
8) Evarts EV: Relation of pyramidal tract activity to force exerted during voluntary movement. J Neurophysiol, 31: 14-27, 1968.
9) 丹治　順：脳と運動-アクションを実行させる脳-．共立出版，1999．
10) Matsuzaka Y, Aizawa H, Tanji J: A motor area rostral to the supplementary motor area (presupplementary motor area) in the monkey: neuronal activity during a learned motor task. J Neurophysiol, 68: 653-662, 1992.
11) 森　茂美：運動の階層性制御．宮本省三ほか選，運動制御と運動学習，pp23-47，協同医書出版社，1997．
12) Burke RE, Tsairis P: Anatomy and innervation ratios in motor units of cat gastrocnemius. J Physiol, 234: 749-765, 1973.
13) Weeks OI, English AW: Compartmentalization of the cat lateral gastrocnemius motor nucleus. J Comp Neurol, 235: 255-267, 1985.
14) Henneman E, Somjen G, Carpenter DO: Functional significance of cell size in spinal motoneurons. J Neurophysiol, 28: 560-580, 1965.

15) Smith JL, Betts B, Edgerton VR, et al.: Rapid ankle extension during paw shakes: selective recruitment of fast ankle extensors. J Neurophysiol, 43: 612–620, 1980.
16) Nardone A, Schieppati M: Shift of activity from slow to fast muscle during voluntary lengthening contractions of the triceps surae muscles in humans. J Physiol, 395: 363–381, 1988.
17) Nardone A, Romanó C, Schieppati M: Selective recruitment of high-threshold human motor units during voluntary isotonic lengthening of active muscles. J Physiol, 409: 451–471, 1989
18) Windhorst U, Hamm TM, Stuart DG: On the function of muscle and reflex partitioning. Behav Brain Sci, 12: 629–645, 1989.
19) Basmajian JV, De Luka CJ: Muscles Alive: Their Functions Revealed by Electromyography 5th ed. Williams and Wilkins, 1985.
20) 中澤公孝，政二 慶：筋を活動させる神経機序．福永哲夫編，筋の科学事典，pp161–185，朝倉書店，2002.
21) 青木 藩：脊髄反射．入来正躬ほか編著，生理学，pp482–506，文光堂，1986.
22) 伊藤文雄：筋感覚-骨格筋からのメッセージ-．p4．名古屋大学出版会，1994.
23) Capaday C, Stein RB: Amplitude modulation of the soleus H-reflex in the human during walking and standing. J Neurosci, 6: 1308–1313, 1986.
24) Dietz V: Human neuronal control of automatic functional movements: interaction between central programs and afferent input. Physiol Rev, 72: 33–69, 1992.
25) Petersen N, Christensen LO, Morita H, et al.: Evidence that a transcortical pathway contributes to stretch reflexes in the tibialis anterior muscle in man. J Physiol, 512 (Pt 1): 267–276, 1998.
26) Nakazawa K, Yamamoto SI, Ohtsuki T, et al.: Neural control: novel evaluation of stretch reflex sensitivity. Acta Physiol Scand, 172: 257–268, 2001.
27) Marsden CD, Merton PA, Morton HB: Servo action in human voluntary movement. Nature, 238: 140–143, 1972.
28) Matthews PB: Observations on the automatic compensation of reflex gain on varying the pre-existing level of motor discharge in man. J Physiol, 374: 73–90, 1986.
29) Fung J, Barbeau H: Effects of conditioning cutaneomuscular stimulation on the soleus H-reflex in normal and spastic paretic subjects during walking and standing. J Neurophysiol, 72: 2090–2104, 1994.
30) Yang JF, Fung J, Edamura M, et al.: H-reflex modulation during walking in spastic paretic subjects. Can J Neurol Sci, 18: 443–452, 1991.
31) Capaday C, Stein RB: Difference in the amplitude of the human soleus H reflex during walking and running. J Physiol, 392: 513–522, 1987.
32) Brooke JD, Collins DF, Boucher S, et al.: Modulation of human short latency reflexes between standing and walking. Brain Res, 548: 172–178, 1991.
33) Crenna P, Frigo C: Excitability of the soleus H-reflex arc during walking and stepping in man. Exp Brain Res, 66: 49–60, 1987.
34) Brooke JD, McIlroy WE, Collins DF: Movement features and H-reflex modulation. I. Pedalling versus matched controls. Brain Res, 582: 78–84, 1992.
35) Dyhre-Poulsen P, Simonsen EB, Voigt M: Dynamic control of muscle stiffness and H reflex modulation during hopping and jumping in man. J Physiol, 437: 287–304, 1991.
36) Moritani T, Oddson L, Thorstensson A: Electromyographic evidence of selective fatigue during the eccentric phase of stretch/shortening cycles in man. Eur J Appl Physiol Occup Physiol, 60: 425–429, 1990.
37) Edamura M, Yang JF, Stein RB: Factors that determine the magnitude and time course of human H-reflexes in locomotion. J Neurosci, 11: 420–427, 1991.
38) Nakazawa K, Yamamoto SI, Yano H: Short- and long-latency reflex responses during different motor tasks in elbow flexor muscles. Exp Brain Res, 116: 20–28, 1997.
39) Nakazawa K, Yano H, Satoh H, et al.: Differences in stretch reflex responses of elbow flexor muscles during shortening, lengthening and isometric contractions. Eur J Appl

Physiol Occup Physiol, 77: 395–400, 1998.
40）Weiler J, Gribble PL, Pruszynski JA: Rapid feedback responses are flexibly coordinated across arm muscles to support goal-directed reaching. J Neurophysiol 119: 537-547, 2018.

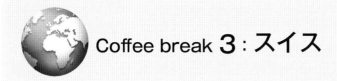
Coffee break 3：スイス

　著者は今から約20年前，スイスのチューリッヒにあるチューリッヒ大学附属の研究所に留学した．約1年間，そこで脊髄損傷の歩行機能回復を目指した研究に従事し，自分の研究者人生に多大な影響を受けたことは間違いない．著者の人生の中でも最も重要な経験の1つとなったのであるが，ここではそこで得た研究的な知識ではなく，スイスでの生活について紹介したいと思う．

　スイスは多くの日本人にとってはヨーロッパの中の小さな国で，永世中立国ということが知られており，時計など精密機械とチーズ，アルプスの少女ハイジ，などが有名であろうか．私もその程度の知識しか持ち合わせていなかったのであるが，いざその地で暮らしてみると様々な発見があってスイスの印象も一年後には随分変わったものとなっていた．

　まず驚いたのは永世中立国でありながら，徴兵制度があって，成人男性は延べ数年間の軍事訓練に従事しなければならない．私の友人も数週間の従事の後，チューリッヒに帰ってきた時には軍服を着て列車から降りてきて，チューリッヒ駅でビールを酌み交わしたことがあった．また当時全く知らなかったのであるが，国民の生活水準は総じて高く，当時，国民1人当たりの平均所得は世界1位であった．いわゆる平均的国民が別荘と車2台所有するとされていたのは驚きであった．物価も高く，東京から来たのでスイスの方が物価が安く感じるだろうとよく聞かれたものであるが，全く逆の印象であった．特にレストランなどサービスがはいる場所の値段は平均的に高く，日本に比べて安いレストランが少ないのが不満であった．これといった産業が無いようにも思えたスイスであったが，確かに精密機械や観光産業があり，そして何より金融関係は強い．ヨーロッパの大国にはさまれながら独自路線を貫き，高い生活水準を維持して力強くその存在感をも示しているクレバーな国，といえるのではないか．

Coffee break 4：オリンピックとパラリンピック

　オリンピックとパラリンピック，この両者の発祥と発展は全く別々の道をたどっている．現在でこそ，オリパラなどと，セットで呼ばれているが，これもオリンピック誘致に際し，オリンピックとパラリンピックが同一都市で同時期に開催できなければならないとの制約によって生まれたものといえる．この先，オリンピックとパラリンピックはどのように発展していくのか，将来的にこの両者は1つになってさらに発展するのではないかとの楽天的な見方と，難しいのではないかとの悲観的な見方があるのではないか．

　著者自身は，長くパラリンピック関連の仕事にかかわってきたため，特にパラリンピックの未来には関心を寄せてきた．近年パラリンピック自体が広く人々に知られるところとなり，プロアスリートも出現するようになったことは喜ばしい事実と捉えている．しかし，この先，ますます発展していくのかとの問いには安易にyesと答えられないと認めざるを得ない．そもそもオリンピックも，近代オリンピック発祥時の理念からは大きく離れ，今やアマチュアリズムは死語となり，商業化の力学に完全に支配されているといわざるを得ない．商業化のためには，トッププレーヤーのパフォーマンスにエンターテインメント性が常に求められ，さらに遠く，さらに速く，さらに強くとのパフォーマンス向上は人類の極限を常に超えていくことが求められ続けるのであろう．その意味では，パラリンピックにもたとえ身体の一部に障害があっても，努力すれば人間はここまでできるのだという，やはり人類の極限を強調することができれば，オリンピック同様のエンターテインメント性を生みだすことができるのかもしれない．しかし現実的にパラリンピックでは，公平性と競技性という相反的性質を同時に確保することが常に求められ，その制約の中でエンターテインメント性を生みだすのは容易ではない．つまり，多様な障害レベルをできるだけ均一化して公平性を確保する，そのためにクラス分けという制度がパラリンピックには不可欠であり，これがあることで勝負が成立する．しかし公平性を追求しすぎると，クラスが多くなり，必然的に同一クラスに属する選手数は減少する．極端な場合，1つのクラスに3人の選手しかいなかったとしよう．この場合，参加できれば銅メダル以上ということになり，競技性は著しく低いということになる．競技性の低下はエンターテインメントとして魅力を損なうことになり，人々の興味を引きにくくする．したがって，クラス分けの匙加減がパラリンピックを競技として存続させるために極めて重要であり，それはパラリンピックに当初から付きまとう本質的課題なのである．今後どのようにパラリンピックを発展させるのか，多くの関係者が知恵を絞って道筋をつけて行く必要があろう．

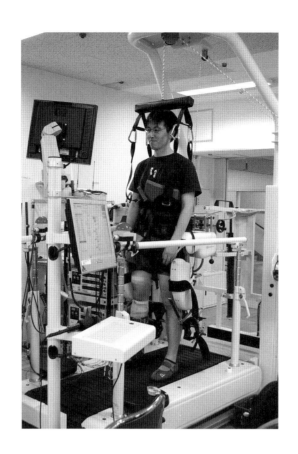

第3章

中枢神経の可塑性と運動学習

脊髄損傷や脳卒中など，中枢神経損傷後の歩行リハビリテーションは，歩行の"再学習"ともいわれる．これは，中枢神経の可塑性が基盤となって，リハビリテーションに伴うさまざまな外的刺激入力を短期的，長期的に記憶する過程が学習と同等と考えられるからである．近年の神経科学領域における運動学習理論の進歩は目覚ましいものがあり，歩行のニューロリハビリテーションの理論的基盤もそれに伴って変化していくことが予想される．本章では，ニューロリハビリテーションに直接関連する中枢神経の可塑性と再編成に焦点を絞り，近年の研究を概観してみる．

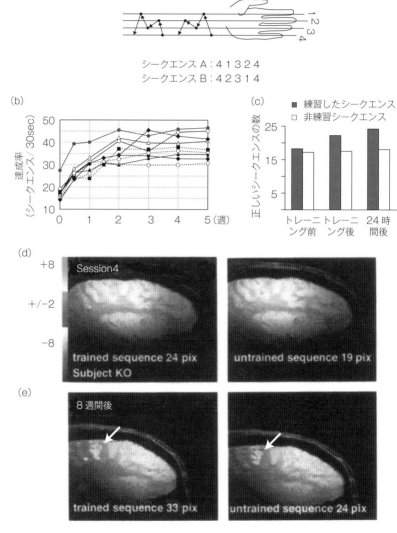

図3-1　手指運動の反復練習に伴う運動野活動領域の変化（Karni, et al., 1995[1]）
被検者には母指と他の手指を決められた順序で，できる限り早く正確に対向運動を行う運動学習課題が与えられた（a）．1日10〜20分の練習を数週間行うと，対向運動の速さ，正確性ともに向上した（b, c）．fMRIを用いてその時の運動野の活動を調べたところ，練習した順番で対向運動を行う時には（e左），練習していない順番に比べて（e右），活性化される領域は拡大していた．そのような差は練習前にはみられなかった（d左，右）．

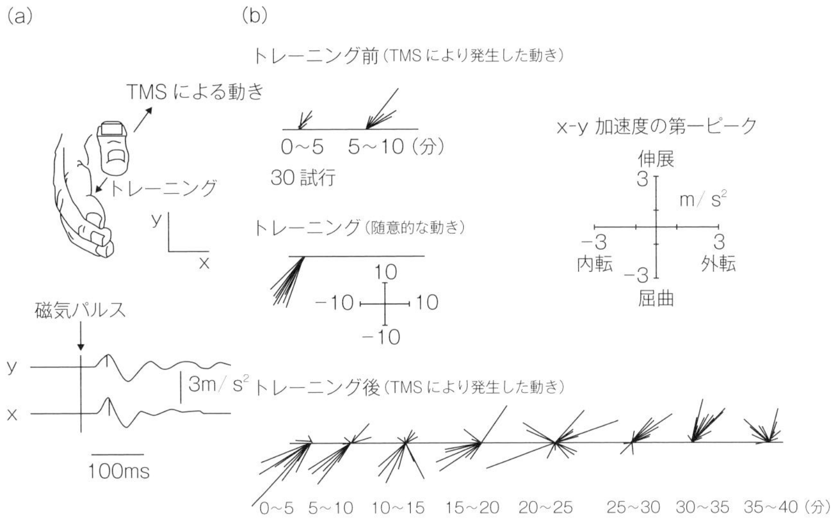

図3-2 経頭蓋磁気刺激によって誘発される運動方向の変化(Classen, et al., 1998[2])
母指の内転方向をx軸，伸展方向をy軸のそれぞれ正方向とし，経頭蓋磁気刺激によって誘発される運動の加速度を計測した（a）．トレーニング前の段階で誘発される方向と反対方向の母指の反復運動を行うと，経頭蓋磁気刺激によって誘発される運動方向は，一過性に練習した方向に変化した．その後，時間経過に伴い，トレーニング前の時の方向に戻った（b）．

1. 一次運動野の可塑性

　運動にかかわる脳領域は多岐にわたるが，特に大脳皮質一次運動野は運動指令を発する部位であり，運動学習に深くかかわることが容易に想像できる．近年，運動野の機能地図が運動の反復練習によって再構築されることが明らかになってきている．たとえば，Karniら[1]は，数週間練習した順番で手指の対向運動を行う時には，練習していない順番に比べて，賦活される運動野内の領域が増大することを明らかにしている（図3-1）．また，Classenら[2]は，経頭蓋磁気刺激によって誘発される母指の運動と反対方向に15～30分間母指を動かす反復練習を行い，再度練習前と同様に磁気刺激を行うと，反復練習をした方向に運動が誘発されるようになることを報告している（図3-2）．一方，Nudoら[3,4]は，リスザルの運動野に人工梗塞を作製し，麻痺した手指で餌をとる訓練を行わせたところ，手指を支配する運動野が拡大したことを報告した（図3-3）．その後，慢性期の脳卒中患者においても，麻痺肢を積極的に使用させると，経頭蓋磁気刺激によって誘発される運動誘発電位の振幅が増大し，運動誘発電位を発生する運動野の領域も拡大することが示された[5]．

　末梢神経の切断や四肢切断など，末梢組織の損傷後にも一次運動野の再編成がみられることも報告されている[6~8]．図3-4A・B[6]は前肢を切断したサルと切断していないサルの一次運動野機能地図を比較したものである．前肢を切断したサルの

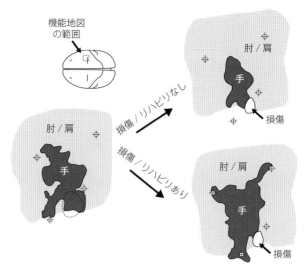

図3-3 人工脳梗塞後の機能地図の再構築(Nudo, 2001[4])
サルの手の領域に人工的に虚血状態をつくり，脳梗塞を起こした（左図点線部分）．その後，手を使わないでいると手の領域は減少した（右上）．逆に手を使うよう訓練を行った場合，手の領域は拡大した（右下）．

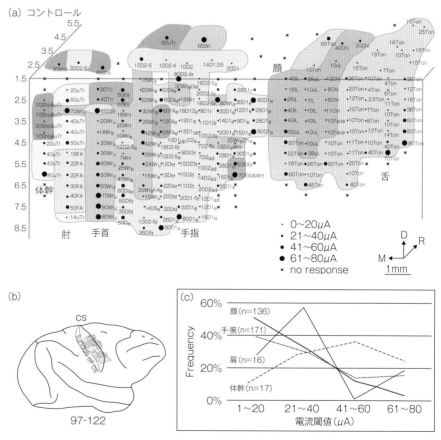

図3-4A 前肢を切断したサルの一次運動野にみられた再組織化（切断前）
（Qi, et al., 2000[6]）より改変

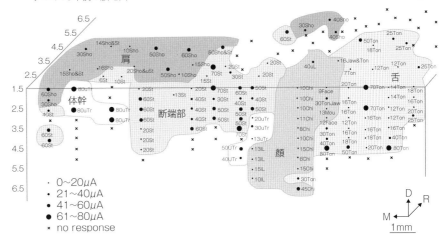

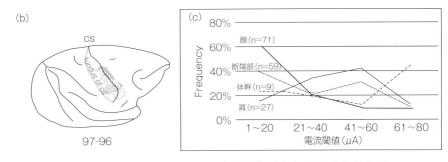

図3-4B 前肢を切断したサルの一次運動野にみられた再組織化（切断後）
（Qi, et al., 2000[6]）より改変）

記録は，切断後約10年の時点で行われている．このサルの左上肢は上腕の中間部で切断されており，肘から先を喪失している．健常サルに比べて，肩や断端部に相当する領域が拡大していることがわかる．ヒトの脊髄損傷後の一次運動野再編成に関しても，近年の脳画像解析技術（PET，MRI）や経頭蓋磁気刺激法（TMS）を用いて調べられている[9～11]．それらの報告も基本的には動物モデルで認められた現象同様，ヒトの一次運動野も再編成能力があることを示している．

これらの事実は，脊髄損傷後あるいは脳損傷後にリハビリテーションとしての運動の反復に伴い，その結果，運動機能が向上・回復する背景には，一次運動野の使用依存的可塑性（use-dependent plasticity）が関与することを示唆する．

2．脊髄の可塑性

従来，脊髄は他の中枢神経とは異なり神経回路に可塑性はないと考えられてきた．しかし近年の研究は，脊髄には従来考えられていた以上の柔軟性があり，ある程度の学習あるいは適応能力があることを示している[12,13]．たとえば，Wolpawのグルー

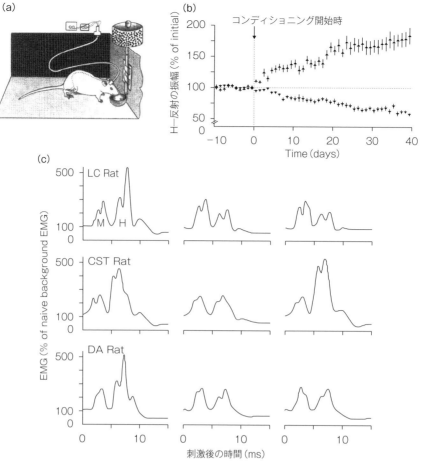

図3-5 ラットのH-反射のオペラント条件付けの例（Wolpaw, 2007[14]）
ラットがH-反射の振幅をオペラント条件付けにより増大または減少させることができることを示した.
（a）ヒラメ筋H-反射誘発および記録のための電極が慢性的に埋め込まれたラットと条件付けの仕方を表した図. 最初の10日間は条件付けなしにH-反射を記録. その時の振幅を基準にして, それより大きなH-反射振幅が得られるとえさを与えられる条件（HR-up）または基準より小さなH-反射振幅が得られた時にえさを与えられる条件（HR-down）を設定.
（b）H-反射サイズが右肩上がりに増えているのがHR-up条件付けされたラットの結果, 逆に下がっているのがHR-down条件付けされたラットの結果.
（c）H-反射の条件付けが脳からのいずれの下行路の影響によってなされたのかを明らかにするために, 脊髄の側索（赤核脊髄路, 前庭脊髄路, 網様体脊髄路を含む）を切除したラット（LC Rat）, 主要皮質脊髄路を切除したラット（CST Rat）, 背側の上行路を切除したラット（DA Rat）を用いて実験を行った結果. 左の波形がHR-downトレーニング前のHとMの波形, 中央がHR-downトレーニング後に振幅が減少した波形, 一番右側がそれぞれの伝導路を切除した後, 再びトレーニングした後の波形. この結果から皮質脊髄路が切除されるとH-反射の条件付け変化が起こらないことがわかる.

プは脊髄伸張反射経路を対象とした一連のユニークな研究において, この経路の可塑性を見事に実証している[14]．

彼らはラットやサル, ヒトの伸張反射あるいはH-反射の出力をオペラント条件付けし, それらの出力を増大または減少させることができることを示した（図3-5）[14]．そして, そのような条件付けは皮質脊髄路を切除すると生じないことから, この経路を介する下行性入力が重要な役割を演じていることを見出している.

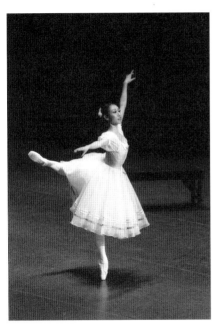

図3-6　バレエダンサーのつま先立ち

Wolpawらの実験モデルは，本来随意的な調節が利かない脊髄反射経路の入出力特性が，長期的訓練によって修飾され得ることを実証しており，きわめて興味深いモデルである．彼らは近年，不全脊髄損傷者を対象としてH-反射を低下させるオペラント条件付けトレーニングを行い，それが歩行改善に有効であることを示した[15]．

長期に及ぶ特定運動課題のトレーニングが，ヒトの脊髄反射を特異的に変調させることも報告されている．Nielsenらは，ベルギーの有名なバレエ団のダンサーを対象としてヒラメ筋H-反射を調べ，それが他の競技を行っている被検者のH-反射に比べ，特異的に抑制されていることを見出した[16]．

バレエダンスでは，独特なつま先立ちを繰り返す（図3-6）．それは，ヒラメ筋に代表される下腿三頭筋の収縮と，前脛骨筋など足背屈筋群の収縮が同時に行われる共収縮を伴う．そのような特殊な運動課題が日常的に繰り返されることで，シナプス前抑制の増強と相反抑制の減弱が生じ，結果としてヒラメ筋脊髄運動ニューロンでのIa群感覚線維入力に対する伝達特性が可塑的に低下した，と考えられた．このような特殊な運動課題に対する脊髄反射の適応は，他の競技者（陸上短距離・長距離選手，水泳選手など）においても報告されている．

図3-7は，長期間（10年以上）習慣的に水泳のトレーニングを続けている被検者のヒラメ筋伸張反射と，同年代の対象群の伸張反射を比較したものである[17]．水中運動は，陸上とは異なり，浮力によって重力の負荷が軽減するとともに，水の粘性抵抗で進行方向に対する抵抗力が大きい特殊な物理環境における運動となる．図3-7の伸張反射の結果は，関連する要因が多く存在するため一概に結論付けることはできないが，水中の環境下で長期にわたる運動を行ってきたことに対する脊髄の適応と解釈することもできる．

交通事故など，外力によって脊髄が損傷されると単に脳との連絡が遮断されるだけではなく，脊髄自体にさまざまな変化が生じる．損傷後の脊髄に生じる可塑的変化は，受傷後の神経発芽（sprouting）に代表される傷害由来の解剖学的可塑性（anatomical plasticity）と，既存神経回路内のシナプス伝達効率が修飾されるシナプス可塑性（synaptic plasticity）とに分けることができる[18]（Muir, et al., 1997[13]では，injury-induced plasticity：傷害由来の可塑性とactivity dependent plasticity：活動依存的可塑性）．リハビリテーションとの関連では，シナプス可塑性が本質的に重要な役割をもつ．とりわけ，再生医学の進歩により損傷脊髄の再生や再結合が現実味を帯びてきた今日，トレーニングによって脊髄神経回路がどの程度の可変性を有す

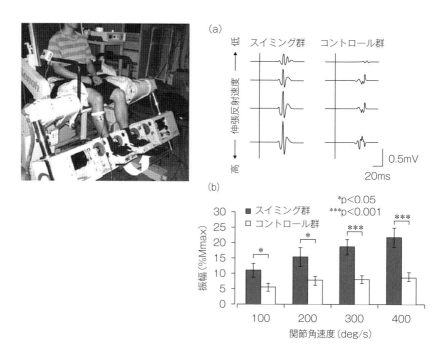

図3-7 水泳のトレーニングを続けている被検者のヒラメ筋伸張反射と同年代の対照群の伸張反射の比較（Ogawa, et al., 2009[17]）

るのかは明らかにされなければならない不可欠の研究課題である．この点について，以下に動物およびヒトを対象とした，歩行トレーニングに伴う脊髄の可塑的変化に関する報告をまとめる．

　上位中枢からの神経入力が遮断された脊髄ネコ（adult，慢性期）が，トレーニングによって歩行機能を再獲得できることを最初に示したのは，Rossignolらのグループである[19]．彼らは，脊髄切断後すぐには歩行が不可能な成体ネコも，トレッドミル上でのstepping訓練によって，次第に後肢の歩行様運動が改善されることを示した．この報告以来，脊髄内神経回路の可塑性に注目が集まるようになった．

　トレーニング効果の特殊性（specificity）に関し，Edgertonらのグループは，脊髄ネコを用いsteppingトレーニングだけを行う群と，standingトレーニングを行う群とに分けて，それぞれのトレーニング効果を比較した[20]．その結果，steppingトレーニングを行ったネコは，steppingができるようになるがstandingは不可能であり，逆にstandingを行ったネコはsteppingができなかった．これは，脊髄神経回路が特定のパターンの感覚入力に対して適応することを示している．

　Pearsonらのグループもやはりネコを用い，脊髄の可塑性について調べている[21〜23]．彼らはネコの歩行に関する一連の研究の中で，立脚期の下腿三頭筋の放電は歩行時にのみopenとなるⅠ群感覚線維経由の興奮性入力で調節されること，この経路が立脚期から遊脚期への切り替えを行っていることを見出した[21]．

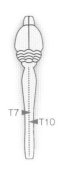

図3-8 ラットの脊髄片側を胸髄7番と10番でそれぞれ切除することを説明する模式図
(Van den Brand, et al., 2012[24]より改変)

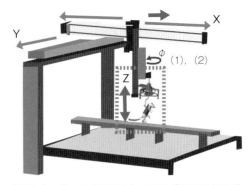

図3-9 ラットの歩行トレーニングに用いたロボティック装置の模式図
(Van den Brand, et al., 2012[24]より改変)

Whelanら[22,23]は,さらに外側腓腹筋とヒラメ筋のI群感覚線維からの入力が内側腓腹筋のI群感覚線維からの入力より効果的であることから,ヒラメ筋のI群感覚線維の切断によって生じる脊髄神経の変化について調べた.その結果,感覚入力の効果が内側腓腹筋において増大し,ヒラメ筋において減少するという変化が起こった.これは,ヒラメ筋の切断により内側腓腹筋からの入力が相対的に増大し,内側腓腹筋からの経路の興奮性が適応的に増強したことによると解釈された.そして少なくとも,この経路の適応的変化の一部は脊髄レベルで生じると考えられた.

Courtineらのグループは近年,歩行トレーニングによって脳からの下行路が脊髄内でシナプスを介して対側運動ニューロンに結合する新たな回路を形成する能力があることを実証した."脊髄損傷後の随意歩行が回復"と題する論文では随意制御がいったん完全に遮断されたラットが,特殊なトレーニングによって随意歩行を再獲得する能力があることが示された[24].以下にその概要を説明する.

まず,彼らは脊髄不全損傷を模擬するため,胸髄7番(左)と10番(右)での片側切除を行った(図3-8).胸髄7番での切除は,両側後柱(dorsal column)を完全に遮断(over-hemisection)し,腹側下行路は片側遮断するものであった.

この特殊な脊髄損傷モデルによって脊髄より上位中枢神経からの左右それぞれの下行路は完全に遮断された.しかし胸髄7番と10番の間の脊髄神経回路は残された.次に彼らは独自に開発した特殊なロボット型システム(図3-9)を用いてラットの二足歩行トレーニングと歩行能力評価を行う実験環境を設定した(図3-10).彼らはまずトレーニング開始10分前にセロトニン受容体アゴニストを投与し,残存脊髄回路の活性化(highly functional state)を図った.加えて,トレーニング中に硬膜外電気刺激を腰髄2番と仙髄1番に留置した電極間にて行った($0.2\,\mathrm{ms}, 100\text{-}300\,\mu\mathrm{A}, 40\,\mathrm{Hz}$).トレーニングは3段階のフェーズに分けられ,ラットのパフォーマンスに応じて上位のフェーズに移行した.第一段階ではまずトレッドミル歩行トレーニングが行われた.この段階の目的は,ステッピングに伴う感覚

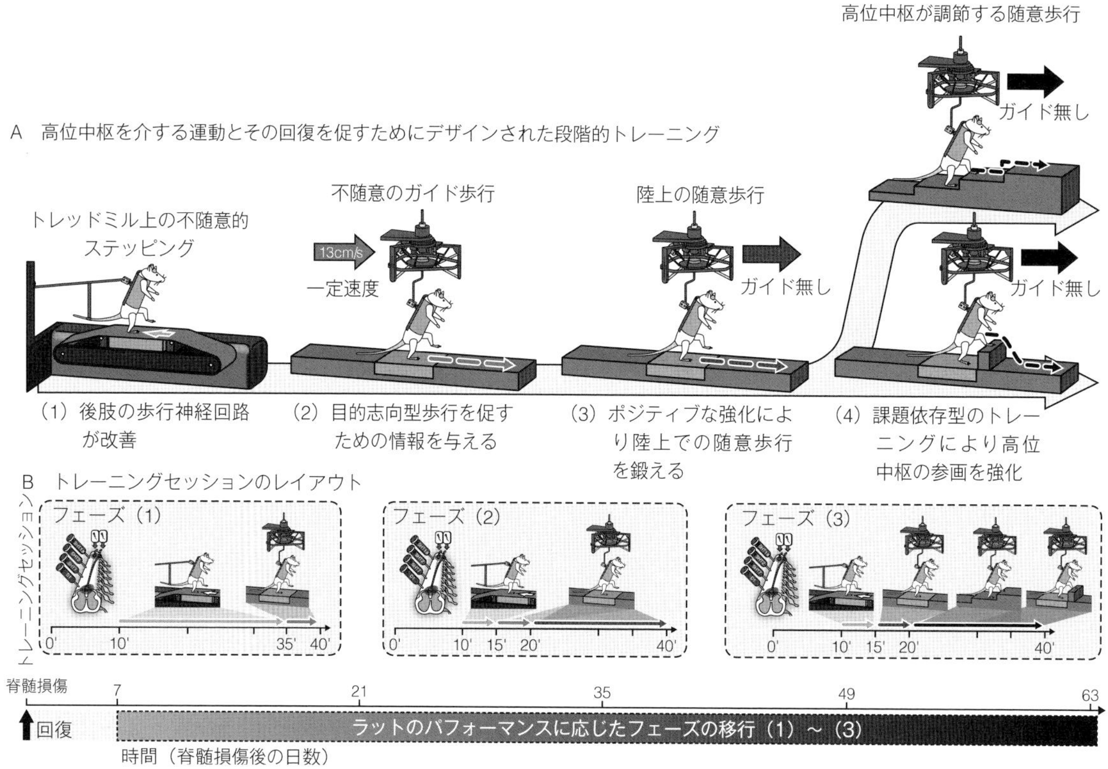

図3-10 歩行トレーニングの概要を説明する模式図 (Van den Brand, et al., 2012[24] より改変)

入力を腰仙髄神経回路に繰り返し与え，その機能を高めることであった．適切な感覚情報を喚起するためにステッピングの補助が必要に応じて行われた．そして，トレーニングセッションの最後にロボットを用いた歩行トレーニングが行われた．この段階でのロボットを用いたトレーニングはラットを図のような姿勢から一定速度で前方に移動させるものであった．トレッドミル上にラットを固定したステッピングトレーニングでは高位中枢の参画が少ないのに対し，最後のトレーニングでは前方移動を補助しつつ，高位中枢の参画（active participation）を積極的に促すことが意図された．そのための報酬（えさ）や動機づけを高める刺激が与えられた．次に第二段階のトレーニングでは，図3-10A（2）のガイド歩行における随意的なステッピングの達成度に応じて，図3-10A（3）の陸上の随意歩行の時間が徐々に長くされた．それによって，脊髄内および脊髄より上位中枢に形成される（と想定される）新たな神経回路の活動を高めると考えられた．しかしこの段階においても，腰仙髄神経回路の機能を維持するためにトレッドミルトレーニングは行われた．そして最終第4段階では，陸上でのステッピングが確実に獲得されたことを受け，障害物回避と階段上り課題が与えられた．これは更なる随意制御，すなわち上位脊髄中枢の参画を促すためであった．

その結果，上記トレーニングを行ったラットは，随意的なステッピングを再獲得し，とりわけ，陸上歩行トレーニングの効果は突出したものであった．さらに，随意的ステッピングを再獲得したラットは障害物回避および階段上りも可能となり，それらの事実は随意的な制御が確実になされていることを示す結果と解釈された．これら行動学的所見とともに，解剖学的検証がなされた．まず，腰髄1番，2番（L1/2）から逆行性の神経路トレースを行ったところ，陸上トレーニングとトレッドミルトレーニングを行ったラットにおいて，胸髄8番，9番（T8/9）の中間層（intermediate）および腹側（ventral laminae）に染色された細胞が有意に多く認められた．さらに神経細胞の活動度マーカーであるc-fosを調べたところ，T8/9の染色細胞が多かった領域において，陸上トレーニング群のc-fos数が最も多かった．これらの結果を受け，胸髄の神経細胞が歩行回復にとってキーであると考えられた．この仮説を検証するために，T8/9にNMDAを注入し，活動をブロックしたところ，陸上トレーニング群の随意歩行は不能となった．しかし腰仙髄神経回路の機能は保たれていたことから，T8/9の神経細胞が再獲得された随意歩行に必須であることが確認された．さらにT8/9への下行路を遮断しても随意歩行は消失した．皮質脊髄路に関し，運動野左下肢領域をBDAにて染色したところ，コントロール群ではT7の両側背柱切除（overhemisection）によってT8/9レベルでは皮質脊髄路の投射がわずか（1〜2％）しか残っていなかったのに対し，陸上トレーニング群では両側の皮質脊髄路投射が切除前の45±7％再構築されていた．再構築されたこれら皮質脊髄路の投射はT7レベルのニューロンによってリレーされ，両側性にL1/2レベルのニューロンに投射したことが明らかとなった．これら脊髄内の神経結合の再構築とともに，運動野から前庭核や網様体への投射も陸上トレーニング群においてのみ大幅に増加していた．これらの解剖学的分析から，随意性（active participation）を高めたトレーニング環境においてトレーニングすることによって初めて，諸種下行路と脊髄内神経回路の再編成がなされることが実証されたといえる．

　以上のように，動物モデルを用いたこれまでの研究は，脊髄内の神経回路に学習・適応能力があることを示している．このような脊髄神経回路の適応変化を起こすためには，脊髄への刺激を適切なタイミングで繰り返し与える必要がある．では，そのような条件を満たす末梢入力を脊髄損傷者に与えたら脊髄内神経機構が適応的に変化するのであろうか？

　トレッドミル上でのステッピングトレーニングは，立脚期に体重が脚全体に加わるようにして，これを感知するあらゆる受容器を刺激する．さらにこれを繰り返し行うことで，脊髄に残存する神経回路の活動を改善しようという考え方がその背景にある．Dietzらは，トレッドミル上で体重を一部免荷して行うステッピングトレーニングを，完全および不完全対麻痺者に対して行ったところ，下肢の拮抗

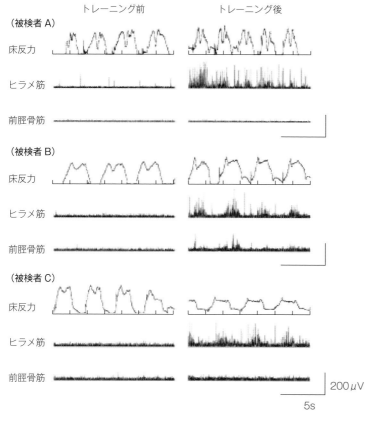

図3-11 装具歩行トレーニング前後のヒラメ筋と前脛骨筋の筋活動電位の比較
(Nakazawa, et al., 2004[27])

筋間（腓腹筋と前脛骨筋）の活動パターンが改善するとともに，抗重力筋である腓腹筋活動が増強したと報告している[25,26]．彼らは荷重情報の繰り返し入力が脊髄の歩行中枢を賦括し，トレーニングによってそれが増強するとした．この荷重情報の重要性に関しては他の研究者も指摘しているところであるが，それによる脊髄歩行中枢の可塑的変化の詳細は不明である．

著者らは，完全対麻痺者を対象とし歩行用装具を用いた杖歩行トレーニングの効果を調べた[27]．歩行用装具を用いた歩行においても下肢に荷重が加わるとともに，股関節が伸展する局面を実現することができる．これらは，トレッドミルトレーニングにおいて，脊髄歩行中枢の賦活と再編成を促すために必要とされる要素である．すなわち，装具歩行においてもそれらの要素が満たされることから，脊髄神経回路に可塑的な変化が生じることが予想された．結果は予想通り，装具歩行トレーニングに伴って，脊髄歩行中枢の入出力関係が変化したことを示すものであった（図3-11）[27]．

以上，これら脊髄損傷者，とりわけ脊髄完全損傷者を対象とした研究は，人間の脊髄も，歩行に伴う感覚入力が適切なタイミングで繰り返し与えられることで可塑的にその神経回路の伝達特性を変調し，それが長期的になされれば神経回路の再編成を生じる能力があることを示している．トレッドミルトレーニングはまさに，この脊髄神経機構の再編成に有効であるといえる．しかし，脊髄の再編能力を自立歩行回復につなげるためには，脊髄より上位の中枢からの下行性指令が到達し，随意制御が実現されねばならず，現時点ではトレッドミル歩行トレーニングによって，脊髄完全損傷者の自立歩行を回復させることは理論的に不可能と言わざるを得ない．図3-12にトレッドミル歩行トレーニングの効果について，脊髄完全損傷と不完全損傷での違いを整理して示した．繰り返しになるが，脊髄完全損傷であって

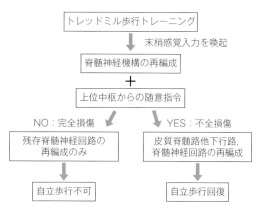

図3-12 脊髄完全損傷者と不完全損傷者に対するトレッドミル歩行トレーニングの効果の比較

も，末梢感覚情報が繰り返し脊髄神経回路に与えられることで，脊髄神経回路の再編成が生じる．しかし随意指令はそれだけでは到達するようにはならない．iPS細胞の臨床応用に代表される再生医療の進歩により，脊髄完全損傷を不完全損傷にすることが可能となれば，すべての脊髄損傷者の自立歩行回復可能性が現実的になるであろう．

3. トレッドミル歩行トレーニングの効果について

1990年代後半から，四足動物での成功を受けて脊髄損傷患者の新たなトレーニング法として登場した免荷式トレッドミル歩行トレーニング（BWST）は，それ以前のリハビリテーションに比べて高い効果があるとの報告が相次いでなされた．しかしその後,北米で行われた多施設無作為比較試験[28]では,従来のリハビリテーションとBWSTに有意差が認められなかった（第4章1.2)（2）免荷式歩行トレーニングの効果を参照）．さらに脳卒中患者を対象としたロボットを用いたBWSTと療法士によるトレーニングでは有意に療法士の手によるトレーニングの効果が高いことが報告された[29]．これらのBWSTの優位性，ロボットトレーニングの優位性を否定する調査結果を明確に説明する実験的根拠はこれまでなかった．前節2．で取り上げたvan den Brandらの実験結果は，それに対し1つの有力な説明を与えるものであろう．すなわち，van den Brandらの結果はトレッドミル上でのステッピングトレーニングは腰仙髄の歩行神経回路（CPG）の機能性を高めるためには効果があるが，随意歩行に必須の運動野からの下行路の再編成にはほとんど効果がないことを示している．そもそも皮質脊髄路機能が優位なヒトの歩行とラットの歩行を同列に論じることはできないが，この結果は，近年のBWSTに否定的な調査結果を説明しえる．たとえばロボットを用いた歩行トレーニングは脊髄神経回路の再構築に必須な適切な感覚入力を繰り返し与えることが可能であり，この点において，療

法士の手によるアシスト歩行より，効果が高いことが予想されたのである．しかし前記したように，予想とは逆に療法士の手による歩行トレーニングの方が有意に効果が高かったことは，今回のvan den Brandらの実験結果を踏まえれば，被検者の随意性を高めるためには療法士によるトレーニングの方が有効だったとも説明ができる．すなわち，ロボットによるステッピングトレーニングは，van den Brandらのステージ1のトレーニング，"トレッドミル歩行トレーニング"に相当する．繰り返しになるが，このトレーニングのみでは脊髄歩行神経回路の機能性は維持されるが，随意性の再獲得には有効ではなかった．療法士によるトレーニングは，ヒト対ヒトのコミュニケーションに伴う高位中枢への働きかけが，結果として，高位中枢の参画をロボットトレーニング以上に促した可能性が考えられる．今後はこの高位中枢の参画をヒトでいかに促すか，それが実際にどの程度，歩行に関連する神経回路の再編成を促進するか，さらなる検証が必要であろう．

　一方，van den Brandらは腰仙髄への硬膜外電気刺激とセロトニンアゴニスト投与を組み合わせて腰仙髄神経回路の機能性(functionality)を高めた状態で歩行トレーニングを行っている．これが下行路と脊髄内神経回路の再編成にどの程度貢献したのかは明らかではない．ヒトへの応用において，この点をどう考えるのか．いずれにしても，van den Brandらの一連の実験結果はヒトへの応用可能性の点からもきわめてインパクトの高いものであったといえよう．

4．パラリンピアンにみる脳の可塑性

　著者らの研究グループは近年，パラリンピアンの脳が障害と競技特性に応じて特異的に再編されることを見出した．競技トレーニングとリハビリテーションは目的が異なるが，身体トレーニングを手段とする点は共通である．とりわけ，限界に近いレベルと想定される競技トレーニングがもたらす脳の再編は，ニューロリハビリテーションによって到達し得る最高レベルを示しているとも考えられる．このような視点から，以下にこれまでに観察したパラアスリートの例を紹介し，ニューロリハビリテーションにおける意義について考えてみる．

1）パラスイマーの例

　図3-13は脳性麻痺スイマーKJの脳画像である．KJは出生時におそらく脳卒中を発症し，右脳に大きな損傷を負ったと推察される．右の運動野や感覚野の広範な領域が損傷しており，運動，感覚に重度の麻痺が残った．日常生活において，左上肢は肘関節が軽度屈曲位を呈し，手指の巧緻運動が困難であった．左上肢は日常生活機能の実用に届かないレベルであった．写真3-1はKJが上肢挙上動作を実施した時の様子である．左肩関節は左肘関節軽度屈曲位にて前方挙上角度140度程度が限界であった．さらに左上肢の挙上は片側のみで実施するときに比べて，両上

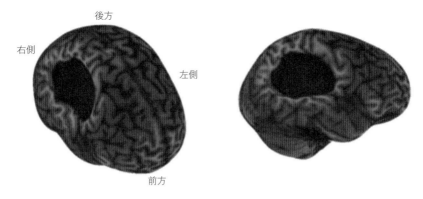

図3-13 KJの脳画像
右半球の運動野，感覚野の広範な部位に損傷が認められる（黒色部分）．

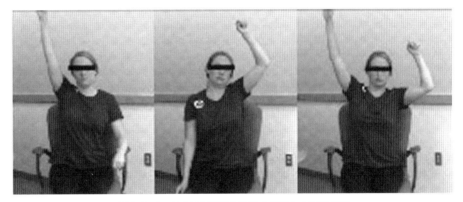

写真3-1 KJが上肢挙上動作を実施した時の様子

肢同時に実施する際に減少した．この現象については後述する．

　しかし，KJは水中においては自由形を最も得意とし，クロールで用いる上肢動作が可能であったことから水中では麻痺側肩関節の前方挙上角度180度程度が可能であったと推察される．

　図3-14はKJの水泳中の筋放電量と陸上での最大随意収縮時（MVC）の筋放電量を比較した例である．図の左側には右上肢の筋，右側には左上肢の筋の結果が示されている．注目すべき点は，左上肢筋は総じてMVC（黒バー）での筋放電量より水中運動時の放電量の方が上回ることが多い点である．この事実は陸上に比べて，水中運動時に筋に到達する神経指令が強いことを意味する．すなわち，陸上で困難な運動が，水中において可能である事実と呼応する結果といえる．

　次に経頭蓋磁気刺激（TMS）を用いて左右の第一背側骨間筋（FDI）を記録した例をみてみよう．図3-15はKJのFDIの運動誘発電位（MEP）を記録するために磁気刺激を行った位置（中心付近の点）と最も大きなMEPが得られた点（ホットスポット，白点）を示している．この図から健常側である左脳のFDIホットスポッ

第3章　中枢神経の可塑性と運動学習　　87

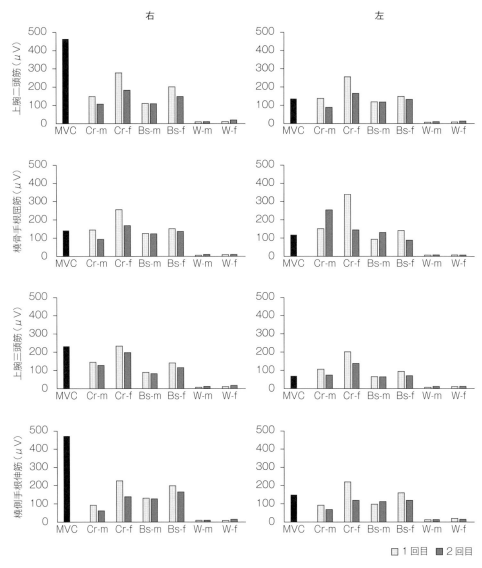

図3-14 KJの水泳中,歩行中の筋放電量(薄いグレー)と最大随意収縮時(MVC)の筋放電量(黒)の比較
Cr:クロール,BS:平泳ぎ,W:歩行,f:速い速度,m:至適速度

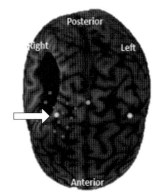

図3-15 TMSにより同定した第一背側骨間筋(FDI)のホットスポット(左右半球に記した大きい丸印)
矢印で示した右半球のホットスポットが左半球の位置に比べて頭頂寄りに位置していることが分かる.

トと右脳のホットスポットの位置が明らかに非対称であることが分かる．本来右脳にあったと推察されるFDIのホットスポットの位置は損傷部に含まれているため，現在のホットスポットの位置は後天的に定着した位置と思われる．つまりFDIを支配する運動野のM1神経細胞の位置は損傷後の再編によって現在の位置に定まった可能性が高い．そしてさらに推測すれば，このような再編成はKJが3歳から継続的に行ってきた水泳の運動習慣にも少なからぬ影響を受けたと考えられる．今回はFDIのみしか検査することができなかったが，他の上肢筋を支配する運動神経細胞の局在も再編されていることが予想される．さらに前記した麻痺側の運動が片側運動時に比べて両上肢同時運動において阻害される事実は，麻痺側が同側から下行する皮質脊髄路の支配を一部受けている可能性を示唆する．つまり麻痺側単独の肩関節挙上においては同側の皮質脊髄路がほとんどその運動に動員されるが，非麻痺側が加わる両上肢挙上動作においては，本来の非麻痺側運動にその多くが動員されるため，麻痺側への動員は結果的に減少し，麻痺側の上肢挙上角が単独での挙上角に比べて低下したと考えられる．同側皮質脊髄路は健常者ではほとんど機能していないが，脳卒中患者などで稀に代償的に機能することが知られている[30]．パラリンピックアスリートにおいても，大脳皮質からの同側性神経支配があるのか，それはトレーニングの結果強化されるのか，などの疑問は今後明らかにされるべき研究課題であろう．

(1) 水泳の動作が可能となった機序について

KJの少なくとも運動野の機能再編が生じていたことが明らかとなったが，それではなぜ陸上では困難な動作が水中では可能となったのであろうか．KJの基礎疾患である脳性麻痺ではしばしば筋の痙縮によって上肢筋などの筋緊張が亢進し，円滑な動作が阻害される．痙縮は短潜時伸張反射および長潜時伸張反射の異常による筋緊張亢進に由来するとされる[31]．これらの反射は筋紡錘に発するIa群あるいはⅡ群感覚線維からの求心性入力が脊髄あるいは脊髄より上位中枢神経の反射中枢からの出力を誘発することで生じる．筋紡錘の感度は錘内筋線維によって調節されるが，これが自律神経系によって変調されることが明らかとなってきた[32, 33]．そもそも水の物理的特性，すなわち浮力，温度，粘性は交感神経系を抑制あるいは脱興奮させる，いわゆるリラクゼーション効果を有することが知られている．脳性麻痺時の水治療が古くから行われてきたのは，水に入ると筋緊張が軽減することが経験的に知られていたからと思われる．これは，水に入ることで自律神経活動が変調し，γ運動ニューロン興奮性が低下，伸張反射興奮性が低下，筋緊張の低下，という一連の神経筋活動の変化が誘引されることに由来する．これに加えて，KJの場合，幼いころから慣れ親しんだ水中環境はさらなる神経活動の変調をもたらすものと考える．それは彼女自身が「水の中では私はfreeだ」と表現していることから強く示唆される．陸上においては，彼女の歩行および姿勢は片麻痺様の特徴を有し，

特に左足関節底屈位，臨床的表現ではドロップフットが強く，常に転倒リスクがある．この転倒リスクを本人が感じることを，"postural threat"と呼ぶ．これが高い状況では筋紡錘感受性が増大し，伸張反射が亢進することが実験的に示されている[34, 35]．我々のグループは，重度の脳卒中片麻痺患者が強い痙縮のため陸上での自立歩行がほぼ不可能な状態であるにもかかわらず，水中でポールを把持して，さらに療法士の補助の下，"postural threat"を軽減させて歩行訓練を実施したところ，痙縮が軽減し，陸上に戻ってからも痙縮の軽減が続き歩行が劇的に改善した急性の効果を観察している[36]．KJも恐らく水中においてはpostural threatを感じておらず，このことが筋緊張の低下をさらに導き，随意運動の遂行を陸上に比べてはるかに容易にしているものと考えられる．そのような状況下での水泳のトレーニングは彼女の水泳における動作を課題依存性に改善したといえる．このことは，もし陸上においても水中同様な自律神経活動の変調やpostural threatの軽減など，条件を整えてリハビリを実施することで水中同様の随意運動の改善が達成できる可能性を示しているといっていいであろう．

2）義足の幅跳び選手の例

次に紹介するのは義足の幅跳び選手で2016年リオデジャネイロパラリンピック金メダリスト，世界記録保持者のMRの例である．

著者らは，MRの脳機能をfMRIを用いて調べる機会を得た．以下に結果の一部を紹介する．実験の目的は下肢の各関節周りの筋を等尺性に収縮させる際の脳活動部位を明らかにすることであった．ごく基本的な検査といえるが，いわば最も単純な随意筋活動を実行する運動野の機能マップを求めることが目的であった．MRが実施した運動課題は，3テスラのMRIのガントリー内で仰向けになり，左右下肢関節をそれぞれ一定のペースで周期的に動かす，あるいは該当する筋を収縮させる課題であった．すなわち，①足関節底・背屈運動，②膝関節筋収縮，③大臀筋収縮，この3つの課題を左右それぞれで計6種類行った．MRは頭部コイルに設置された鏡越しにスキャンルームに設置されたディスプレイを見ながら課題を行った．ディスプレイには課題の種類（安静条件含む）が文字で示され，提示中はその課題を行う．なお，義足のMRは，課題において指定された部位を欠損している場合，イメージのみでない部分を動かそうと努力してもらった．

図3-16は左右6関節それぞれの関節周りの筋を収縮させる課題において主に活動していた部位を示している．MRは右下肢膝下切断のため，右足関節は欠損している．足関節に関しては頭の中でイメージした足関節を動かす課題となった．図3-16に示した結果全体をみると，右膝関節を除き，いずれの関節周囲筋を随意収縮させた際も対側の運動野を中心に強い活動が観察された．これは随意筋収縮の指令が皮質脊髄路を介して対側の運動野細胞から脊髄に送られていることに対応し

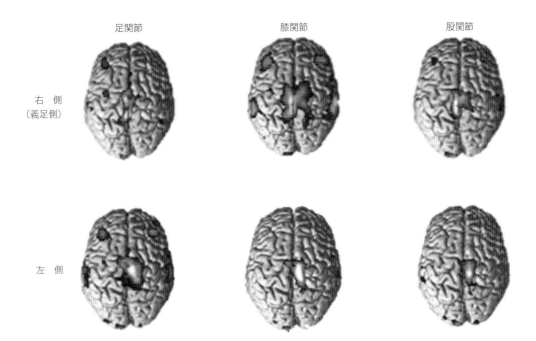

図3-16 MRが下肢関節周囲筋を収縮させた時に活動がみられた脳領域（運動野機能地図）
義足側膝関節周囲筋の活動時にのみ両側性の運動野活動が観察された．

ており，言わば極めて教科書的な結果であった．しかし，義足に直結している膝関節周囲筋を動かした時のみ，同側運動野の活動も観察されたことは予想外の結果であった．同側性の脳活動は，脳卒中後の患者や高齢者においてもしばしば観察されることがある[37]．しかしMRの義足側膝関節制御において観察された同側性の脳活動が何を意味するのかは不明であった．そこで，そもそも義足使用者でこのような現象がみられるのか，あるいは幅跳び選手において共通の現象なのか，についてまずははっきりさせることが必要と考え，それぞれ同様な検査を実施した．その結果を図3-17に示す．結果的には義足使用者，幅跳び選手共に，MRに見られたような脳活動は観察されなかった．このことは，単に義足を使用している，あるいは幅跳びのトレーニングを行っていることと同側性の脳活動に強い関連はないことを示唆している．とすれば，義足を用いた特殊な運動スキル，すなわち幅跳びで好記録を打ち立てるための特異的なスキルを習得するために継続的に実施してきたトレーニングとの関連が強いと考えられる．そこで著者らは，MR同様な下腿切断アスリートを対象として再度同じMRI実験を行った．対象は，走り高跳びのアジア記録保持者であり，パラリンピック4位の男性選手である．その結果，この選手においても義足側の膝関節周囲筋を収縮させるときにのみ同側性の活動が観察された．この結果は，MRや高跳び選手に観察された同側性の脳活動が義足使用者に共通の特徴ではなく，スポーツトレーニングを継続的に行ってきたこと，高度な義足操作を習得していること，との関連が強いことを示唆する．今後，TMSを用いる

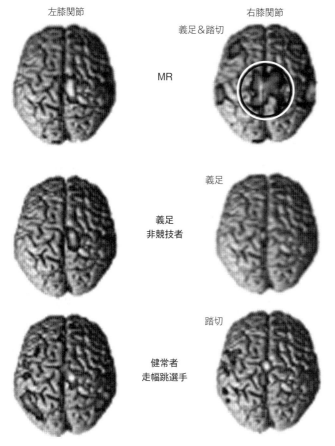

図3-17 MRと義足の非競技者,健常幅跳び選手の膝関節周囲筋収縮時の脳活動領域の比較
両側性の運動野活動が認められたのはMRの義足側膝関節のみであった.

などして実際に同側皮質脊髄路の興奮性が亢進しているのかを詳細に調べる必要がある.

3）ニューロリハ的意義について

パラリンピックアスリートは例外なく身体のいずれかの部位に障害がある.そして例外なく勝つため,記録を伸ばすためにトレーニングに励んでいる.リハビリテーションの臨床においては,たとえば脳卒中患者の半数以上が一時的にせようつになり,高いモチベーションをもってトレーニングすることは実際には容易でない.パラリンピックアスリートの脳にみられる特異性は人間が高いモチベーションをもって日々トレーニングに励むことで引き出される再編能力の最大値を表しているのかもしれない.したがって,パラリンピアンの脳を研究することで,損傷後の中枢神経や再生医療適用後の中枢神経をより効率的に回復させる新たなニューロリハビリテーション介入法の開発につながることが期待される.

5．運動の学習

1）小脳・大脳基底核の役割

運動学習には2つの重要な大脳皮質-皮質下回路が関与している.1つは下オリーブ核から登上線維によって送られる誤差信号を基にした「教師あり学習」として機能する小脳回路であり,もう1つは中脳の黒質ドーパミン細胞から送られる報酬信号を基にした「強化学習」としての役割を果たす大脳基底核回路である[38].

小脳皮質唯一の出力細胞であるプルキンエ細胞は,多数の平行線維入力と1本の登上線維入力を受けるという特徴的な構造から,学習が可能な神経回路であることが予測されていた.Itoら[39]は,登上線維からの信号が生じた際の平行線維とプルキンエ細胞間のシナプス可塑性は長期抑圧であることを証明した.この事実から,

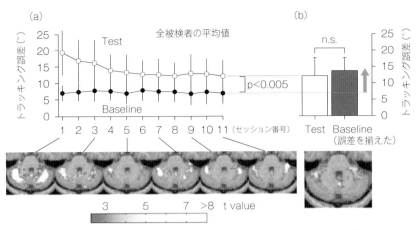

図3-18　運動学習に伴う小脳活動の変化（Imamizu, et al., 2000[42]）

コンピュータマウス［通常，カーソルが提示される位置（Baseline条件）から120°回転した位置にカーソルが表示される（Test条件）］を用いて，画面上をランダムに動き回るターゲットを追跡する運動学習課題を行った．運動学習が進むにつれ，トラッキング誤差は減少した（a，Test条件）．fMRIを用いて，その時の小脳の活動を計測した結果，学習のはじめでは小脳の広範囲で活動がみられたが，徐々に活動領域が限定された．また，運動学習後にBaseline，Test両条件において，トラッキング誤差を揃え，その時の小脳の活動を比較すると，Test条件で有意に信号値が上昇している領域が存在した（b）．この活動は，誤差を反映しているのではなく，回転マウスの操作に必要な内部モデルを反映していると考えられた．

Kawatoら[40]は，目標点に対する到達運動をモデルとして，平行線維入力は大脳皮質からの「意図した軌道」に関する情報を伝達し，登上線維入力は「意図した軌道」と「実現した軌道」のずれ（誤差信号）を伝達する教師の役割を果たし，その結果適切な運動指令（内部モデル）を形成していくという学習モデルを提唱した．

内部モデルとは，「ある運動指令がどのような動作を引き起こすか」，あるいは「ある動作を行いたい時にどのような運動指令を出せばよいか」という対応関係の内部表現であると考えられる[41]．このような対応関係が運動開始前からわかっていれば，感覚フィードバックに頼ることなく，素早く正確な運動制御が可能となる．最近，Imamizuら[42]は，機能的核磁気共鳴画像（functional magnetic resonance imaging：fMRI）を用いて小脳の活動を調べ，運動学習が進むにつれ減少する部分（誤差を反映）と，運動学習中に活動が増加していく部分（内部モデルを反映）に分けられることを報告し，前述の学習モデルを実験的に証明した（図3-18）．

一方，大脳基底核は報酬の予測や強化学習などの観点から運動学習に重要な役割を果たすことが明らかになりつつある．Schultzら[43]は，中脳ドーパミン細胞の神経活動を記録し，予期しない報酬が得られると活動が増大し，報酬が得られることが予想できる場合に報酬が得られないと活動が減少することを示した．このドーパミン細胞の活動が，強化学習で内部的な報酬として使われる報酬予測誤差に似ていることから，大脳基底核回路が強化学習に貢献しているという仮説が提唱された．最近，Samejimaら[44]は，ドーパミン細胞の投射先である線条体の細胞から神経活動を記録し，同じ行動をとっていても高確率で報酬がもらえる場合と，低確率で報

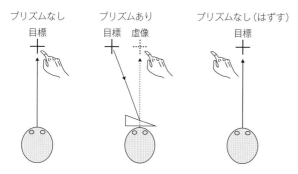

図3-19 プリズム順応を説明する模式図
（北澤，2006[45]より改変）

酬がもらえる場合とで，多くの線条体細胞の反応が違うことを明らかにした．したがって，線条体の細胞は過去の行動や報酬の経験から行動価値を学習し，次の行動選択の確率を決めるという重要な役割を担っている可能性が示唆される．

2）身体の記憶（motor memory）

私たちは子どもの頃に習得した運動技術，たとえば，自転車乗りやスキップ，縄跳び，逆上がりなどを大人になっても行うことができる．一度憶えた身体の動かし方は，理屈ではなく身体が覚えているという実感がある．このような記憶は"身体の記憶（motor memory）"と呼ばれる．身体の記憶は記憶の分類の中では非陳述記憶[注1]に分類される．近年の神経生理学では，この身体の記憶を統制された条件下で調べる実験パラダイムが確立され，多くの成果をあげている．それらは指示されたターゲットまで手を動かすような到達運動課題（reaching movement task）を，日常生活で経験しない特殊な視覚環境や力場[注2]で行わせ，それに対する適応過程を定量化するという方法である．

ここでは，プリズムを使って視覚環境を変えた時と特殊力場環境下での運動の適応と，2枚のベルトが別々の動きをするトレッドミル歩行における適応の例についてみてみる．

（1）上肢運動の適応

図3-19のような目標点まで手を伸ばす運動を行う時に，プリズムめがねで視野がずれるように操作すると被検者は虚像に対して手を伸ばすため，実際の目標からずれた点に到達してしまい誤差が発生する．しかし，これを繰り返し行うと次第に誤差は減少し，やがて実際の目標点に到達することができるようになる．被検者が十分正確に目標点まで到達できるようになってから，プリズムをはずすと，今度はプリズムめがねをかけた当初と反対方向に手が到達するという誤差が生じる．これがプリズム順応である．

上肢の到達運動を用いたプリズム順応は，運動を行った側の上肢に特有（反対側に転移しない），到達運動の速度など運動のタイプに依存する，などの性質が知られている[45]．しかし，Mortonら[46]は，上肢の到達運動と歩行のプリズム順応が相

注1）意識しなくても自然に身体が動くというような行為の中に再現される記憶とされ，記憶の内容が意識にのぼり説明できる記憶である陳述記憶と区別される[45]．
注2）到達運動などを行う時の上肢に対し，自然な軌道から反れるように力を加えるなど，日常経験しないような力が働く状態．

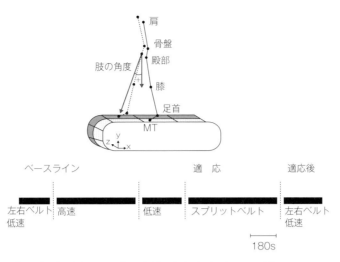

図3-20　スプリットベルトトレッドミルを用いた実験プロトコルの例（Choi, et al., 2007[48]）より改変）

互に転移するのかを調べ，歩行のプリズム順応は上肢の到達運動に転移するが，逆は転移しないことを見出した．すなわち，歩行のような全身運動では視覚誘導型運動に用いられる脳の座標系全体が適応するのに対し，上肢の到達運動のようなある部位に特異的な運動の場合には，その部位に関連する領域にのみプリズム順応が起こることが示唆された．Nozakiら[47]は，片側上肢の到達運動の学習効果は，反対側を同時に行う場合と同一でないことをロボットマニピュランダムを用いた運動学習実験によって明らかにした．

（2）歩行の適応

日常生活における実際の歩行は，実験室での歩行とは異なり，千差万別のさまざまな路面の状態に応じて，否応なくその歩容を合わせなければならない．路面など歩行時の環境に対する歩行様式の調節を，歩行の適応（locomotor adaptation）と呼ぶ．歩行の適応には環境の変化に対する素速い適応と，長期にわたる適応の時間的に異なる2種類があるとされる．Bastianら[48]のグループはヒトの二足歩行の適応能力について，スプリットベルト（二枚独立ベルト）トレッドミルを使ったユニークな研究を行っている．

図3-20[48]は，スプリットベルトトレッドミルを用いた歩行実験のプロトコル例である．この実験では，まず二枚のベルトが流れるスピードを0.5 m/sで同一にして，被検者（大人）にはその上で普通に歩いてもらう．この時の両脚の動きは位相差でみると半周期ずれたパターンとなる．次に一方は0.5 m/s，もう一方は1.0 m/sにセットする（SB：split belt条件）．すると，被検者はただちに，片脚を引きずるような歩き方にして歩行を続けることができる．この時の両脚の位相差は，両方のベルトが同じ速度で流れていた時に比べて明らかにずれる．しかしそのまま歩き続けると，この位相のずれがだんだん減少し，両方のベルト速度が同じであった

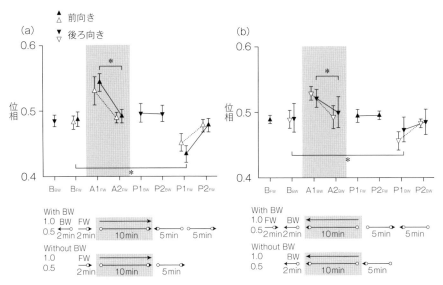

図3-21 前向き歩行での適応が後ろ向き歩行にも現れるかどうか (a), 逆に後ろ向き歩行の適応が前向き歩行にも現れるかどうか (b) を確認するために行った実験の結果 (Choi, et al., 2007[48])
BW：後ろ向き歩行, FW：前向き歩行, B_{BW}：ベースラインの後ろ向き歩行, B_{FW}：ベースラインの前向き歩行, $A1_{FW}$：前向き歩行の初期適応, $A2_{FW}$：前向き歩行の後期適応, $P1_{BW}$：後ろ向き歩行の初期後効果, $P2_{BW}$：後ろ向き歩行の後期後効果, $A1_{BW}$：後ろ向き歩行の初期適応, $A2_{BW}$：後ろ向き歩行の後期適応, $P1_{FW}$：前向き歩行の初期後効果, $P2_{FW}$：前向き歩行の後期後効果.
図下部の矢印と数値はトレッドミル歩行の方向と歩行時間を表す.

条件時と同様に半周期のずれに近づく.

この現象は，二枚のベルト速度が異なる環境下の歩行に，被検者が適応したことを表すと考えられる．その程度を定量的に評価するために，次に再び二枚のベルト速度を同一にして，歩いてもらう．そうすると二枚のベルト速度が同じであるにもかかわらず，両脚の周期にはずれが生じ，しかもそれはSB条件に入った直後に生じた位相のずれと反対方向，つまり，その時引きずられていた方の脚が逆に速くなるような周期のずれを示す．これを後効果 (after effect) と呼び，この効果の出現が，SB条件に歩行パターンが適応したことの根拠となる．この見方を頭に入れてBastianらの実験結果を見てみよう．

図3-21[48]は，前向き歩行での適応が後ろ向き歩行にも現れるかどうか，逆に後ろ向き歩行の適応が前向き歩行にも現れるかどうかを確認するために行った実験結果である．この実験では，まずSB条件で前向き歩行あるいは後ろ向き歩行を行う．次にそれとは逆向きの歩行をそれぞれ行ってもらう．そうすると前向き歩行のSBに適応した直後に後ろ向き歩行を行ってもその影響は出現しない (図3-21)[48]．同様に後ろ向きのSB歩行に適応した直後に前向き歩行を行っても，やはりその効果は認められない．ところがその後，前向きSB歩行の後は前向き歩行，後ろ向きSB歩行の後は後ろ向き歩行に，それぞれ後効果が出現する．これらの結果は，歩行の適応は前向き歩行か後ろ向き歩行かの方向に依存するものであり，そ

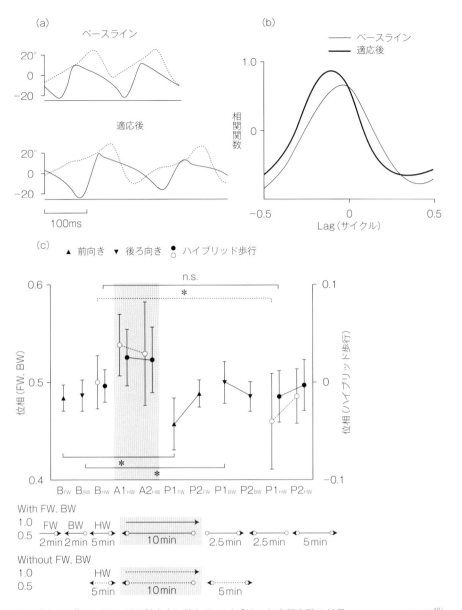

図3-22　二枚のベルトが反対方向に流れるハイブリッド歩行実験の結果（Choi, et al., 2007[48]）
HB歩行条件に適応した後，0.5 m/sでの前向き歩行を行うと後効果が前向き歩行を行った側の脚に認められた．この効果が消失してから今度は後ろ向き歩行を行うと，ここでも後効果が後ろ向き歩行を行った側の脚に認められた．しかし引き続いてHB歩行を行ったところ，後効果はほとんど認められなかった．

れぞれの歩行に関与する神経ネットワークに固有に生じることを示唆するものである．

次にBastianらは，上記のような歩行パターンの適応が個々の脚に生じるのか，それとも両脚の動きを司る共通の神経機序により生じるのかを明らかにするために，次のような実験を行った（**図3-22**）[48]．この実験では，二枚のベルトが反対方向に流れるハイブリッド（HB）歩行条件を行う．すなわち，片脚は前向き歩行，

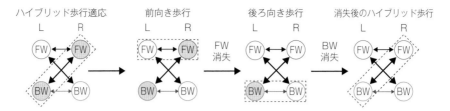

図3-23 実験結果を基に作成された適応のモデル（Choi, et al., 2007[48]）

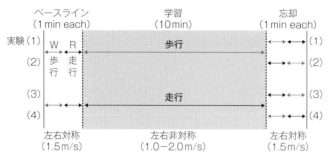

図3-24 歩行・走行実験のプロトコルを説明する模式図（Ogawa, et al., 2015[49]）

もう一方の脚は後ろ向き歩行をすることになる．前向き歩行，後ろ向き歩行，HB歩行をそれぞれベルト速度0.5m/sで行った後，前方向が1.0m/s，後ろ方向が0.5m/sのHB歩行を行う．

被検者はこのような特殊な歩行条件にも対応し，歩き続けることができる．HB歩行条件に適応した後，0.5m/sでの前向き歩行を行うと後効果が前向き歩行を行った側の脚に認められた．この効果が消失してから今度は後ろ向き歩行を行うとここでもやはり後効果が後ろ向き歩行を行った側の脚に認められた．しかし，引き続いてHB歩行を行ったところ，後効果はほとんど認められなかった．

これらの結果を基に，Bastianらは図3-23[48]のような適応モデルの仮説を提唱している．このモデルは左右の脚にそれぞれ前向き歩行，後ろ向き歩行を司る神経回路を想定する．まずHB歩行に対して，アミで示した回路が適応したことを示す．次に前向き歩行を行った時，左右脚の前向き歩行を司る回路（FW）が影響し合い，右脚のFWの後効果が消失する．次に行われた後ろ向き歩行では，後ろ向き歩行を生み出す回路（BW）の後効果が消失する．これらの結果，再び行われたHB歩行では後効果がすでに消失しているため，ここでは現れない，ということが説明できる．

Bastianら[48]はこれら一連の実験結果から，左右脚それぞれの歩行パターンを生み出す神経回路は独立しており，個々にトレーニングに対して適応すると考えている．そしてこのような考え方は，片麻痺のような左右脚の著しく非対称な歩行を改善するためのリハビリテーションの理論基盤として，臨床に応用することが可能であるとしている．

（3）歩行と走行の適応

前述の Bastian らのグループによるハイブリッド歩行の運動学習実験は，左右脚それぞれに歩行パターンを生成する神経回路があることを支持するものであった．それでは，異なる移動様式，ここでは歩行と走行を司る神経機構はどのような関係にあるのだろうか？　スプリットベルトを用いた適応実験は異なる移動様式間での適応の汎化や転移を調べることで，この問いに答える実験系を設定することができる．小川らは，この問いに応えるべく次の様な実験を行った[49]．まず，左右のベルト速度がともに 1.5m/s の "tied 条件" で歩行と走行をそれぞれ行うと，歩行にとっては少し速く，走行にとっては少し遅いが，ともに安定した歩行及び走行を実現することができる．この速度を用いて，図 3-24 に示すプロトコルでの運動学習実験を行った．すなわち，左右ベルト速度が 1.5m/s で同一の歩行と走行をそれぞれ 1 分間行った後，遅いベルトが 1.0m/s，速いベルトが 2.0m/s の歩行あるいは走行を 10 分間行う．その後引き続いて，1.5m/s の歩行と走行をそれぞれ 1 分間ずつ行い，後効果の様相を調べるという実験であった．彼らは床反力の制動（ブレーキ）成分に適応の様子がよく現れることに着目し，左右脚の床反力制動成分の差か

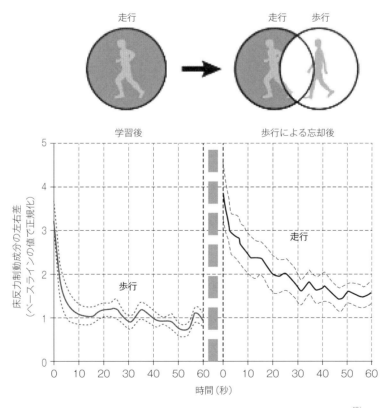

図 3-25　歩行・走行実験の結果を説明する模式図 (Ogawa, et al., 2015[49])

ら適応様態を定量化した．その結果，歩行を学習した条件では，その後の歩行時の床反力制動成分に著しい左右非対称性が生じる後効果が観察された．同様に，走行学習後では，その後の走行に著しい左右非対称性が生じていた．一方で，歩行学習後の走行，または，走行学習後の歩行では，制動成分の左右非対称性はほとんど観察されなかった．つまり，歩行と走行間では各々に獲得された運動学習効果が互いに汎化されないことが明らかとなった（図3-25）[49]．さらに，歩行学習後に走行を試みても後効果はほとんど生じないが，続いて歩行を開始すると大きな後効果が生じた．同様に，走行学習後の歩行において後効果が生じないことを確認したうえで走行に転じると，やはり同様に大きな後効果が生じていた．以上の結果から小川らは，歩行と走行，それぞれを司る神経機構は独立しているため，それぞれの神経機構で獲得された学習効果が影響しあわなかったと考えた．この結果は中枢神経の可塑性には，トレーニングに用いた運動課題特異的に生じる課題依存性があることとも合致している．

6．ニューロモジュレーション

近年，神経科学領域において目覚ましい発展を見せている技術の1つに，人工的に神経活動を修飾する技術，ニューロモジュレーション法がある．代表的な神経活動修飾法には，電気刺激や磁気刺激を用いる方法，薬理学的な方法などがある．とりわけ脳の非侵襲的刺激法としての経頭蓋直流刺激法（transcranial direct current stimulation：tDCS）は安全性も高く，研究領域や臨床において最も多く用いられている刺激法といえる．さらに近年では，微弱な直流電流を用いた経頭蓋交流電気刺激（transcranial alternating current stimulation：tACS），ランダムノイズ様信号を用いた経頭蓋ランダムノイズ刺激，あるいはNdFeb磁石を頭部に留置することで静磁場を利用した脳細胞刺激を行う静磁場刺激法が試行されるなど，非侵襲的脳刺激法は急速に広がりつつある．臨床では既に，脳卒中患者の機能回復を企図した経頭蓋反復磁気刺激（repetitive transcranial magnetic stimulation：rTMS）は広く用いられているし，精神科領域でもうつ病治療に背外側前頭前野（Dorso Lateral Prefrontal Cortex：DLPFC）へのrTMSが用いられており，今後，ニューロモジュレーションはますます発展することが予想される．

ここでは，本書との関連から脊髄神経活動の変調，CPGの賦活などを目的としたニューロモジュレーション技術の近年の動向についてまとめてみる．

1）脊髄硬膜外刺激

Harkemaらのグループは2011年，Dimitrijevicらが確立した脊髄硬膜外刺激（ES）[50]を初めて脊髄損傷者のリハビリテーションに臨床応用した症例を報告した[51]．脊髄硬膜外電気刺激自体は，疼痛緩和を目的として世界中で実施されてい

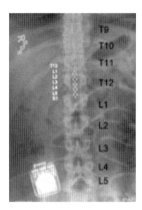

図3-26 被検者の脊髄腰膨大部正中線上（L1〜S1）に留置されたアレイ電極のレントゲン写真
（Harkema, et al., 2011[51]）

る治療法であり，わが国でも古くから臨床的には用いられてきた手法である．この治療法は，脊髄と脊椎間の硬膜外腔に留置した刺激電極を介して脊髄後索を刺激することで，感覚野へ上行する痛覚信号の伝達を阻害することを目的としている．脊髄損傷者に対しては強い痙性の緩和を目的としても用いられてきたが，Dimitirijevicらのグループはこの刺激の刺激部位や刺激パターンを変えることで，ステッピングを誘発できることを実証し，これを用いた研究の先鞭をつけたともいえる．

Harkemaらの最初の報告は，23歳の脊髄損傷者（損傷高位C7-T1，ASIA-B）1名を対象としたケーススタディであった．被検者はC7以下に感覚が一部残るものの，運動機能は完全麻痺であった．この被検者の脊髄腰膨大部正中線上（L1-S1）に16個からなるアレイ電極が留置された（図3-26）．それぞれの電極間は6mm隔てられており，様々な電極ペアの組み合わせが可能であった．立位保持およびステッピングパターンを誘発するのに最適な電極の組み合わせが系統的に検査された．刺激強度は0.5〜10.0V，周波数は5〜40Hz（パルス幅，210μsまたは450μs）であった．その結果，この被検者はESを行うことで，平行棒内での全荷重の立位保持が可能となった（4〜25分）．立位保持可能時間はESを用いたトレーニングによって延長した．立位時の筋電パターンは荷重量を減少させるとtonicな放電から振動性（oscillatory）のパターンへと変化した．さらに立位中に姿勢を変化させるとそれに応じて筋放電パターンが変化した．これらの結果は，一定のES刺激中に感覚入力が変化すると運動出力が変調することを示している．歩行様の運動パターンを誘発するには30-40HzのESと徒手によるステッピングのアシストが必要であった．そして特筆すべきは刺激電極埋入後7カ月，80セッションの立位トレーニング後，下肢の随意運動が出現したことである．すなわち，被検者は下肢を屈曲するように教示されると，足関節背屈，膝関節と股関節の屈曲が出現した．これらの結果は，ESを用いたトレーニングの結果，随意制御が一部回復したことを示している．

Harkemaらのグループは，続いて2013年にAIS-Aを含む3名の完全運動麻痺の脊髄損傷者に対する効果を追加報告し，いずれの症例も脊髄刺激を与えている間，随意運動が可能になったことを報告した．AIS-Bのみならず，AIS-Aの症例においても効果が認められたことから，脊髄刺激の効果は，感覚機能の残存の有無に依存しないことが示されたといえる[52]．さらに驚いたことに，3名中1名においては最終的に刺激無しでも下肢の随意運動が可能になった．この結果は，硬膜外刺激とリハビリテーションを組み合わせて実施することで，脊髄の可塑性が誘導され慢性的な神経活動の変化が定着したことを意味する．

GerasimenkoとEdgertonらのグループはこの技術を用い，2018年，完全脊髄損傷患者1名の自立歩行を回復させることに成功した[53]．

2）経皮的脊髄電気刺激

近年，第11-12胸椎棘突起間の皮膚上に電極を貼付し，非侵襲的に脊髄を刺激する経皮的脊髄電気刺激法が開発され，脊髄神経回路の研究や臨床応用目的で用いられるようになった．コンピュータ・シミュレーションを用いた研究[54]や実験的研究[55,56]から，硬膜外刺激と同様に，脊髄後根の大径の感覚線維を刺激可能であることが明らかになった．また，この方法で，30Hzの連続的な刺激を行うとステッピング運動を惹起可能であることも報告され[57]，硬膜外刺激と同等の効果が期待されている．実際に，完全脊髄損傷者に対する介入効果に関しても，経皮的脊髄電気刺激法と薬理的な介入を組み合わせたトレーニングの結果，麻痺下肢の随意運動が可能になったとの報告もなされている[58]．この方法は，特別な手術を必要としないため，より多くの患者に対して，脊髄刺激を併用したトレーニングを適用可能であると期待されている．

以上，脊髄損傷者を対象とした脊髄硬膜外電気刺激法と経皮的脊髄電気刺激法を用いた最近の研究報告について説明した．これらの方法は脊髄損傷者の機能を完全に回復あるいは補助するものではないが，上記の様に臨床的完全運動麻痺者の随意運動を一部可能にしたり，部分的回復をもたらすことさえあることが明らかとなった．下肢の随意的筋収縮が完全に不可能になった脊髄損傷者の随意運動が，たとえ一部であっても可能となった事実は画期的な成果といえる．脊髄への電気刺激によって何がもたらされたのか，以下ではその神経機序について，Taccolaら[59]の説明を基に考察してみる．

（1）神経機序

図3-27は，電気刺激による脊髄神経機構のニューロモジュレーションによって一部随意運動が可能となる機序について分かりやすく説明している．

図3-27Aは，損傷前の脊髄を表している．まず，脊髄灰白質内には多くの脊髄固有ニューロンがあり，様々な運動パターンを生成するパターンジェネレーター（CPG）同士を接続している．個々のCPGは介在ニューロンから形成され，運動ニューロンプールに時々刻々変化するパターンを供給する．下行性指令は簡単にするため固有ニューロンネットワークに結合するものと運動ニューロンに直接結合するものに集約して表されている．そして求心性入力も運動ニューロンに直接結合するものと固有ニューロンネットワークに結合するものに分けて表されている．歩行のCPG（loc. CPG）は固有ニューロンネットワークからの閾値下での背景ノイズや末梢感覚受容器からのやはり閾値下でのリズミカルな入力を受け，最終的に歩行パターンを生成する．このパターンが閾値を超えると運動ニューロンを興奮させ，歩

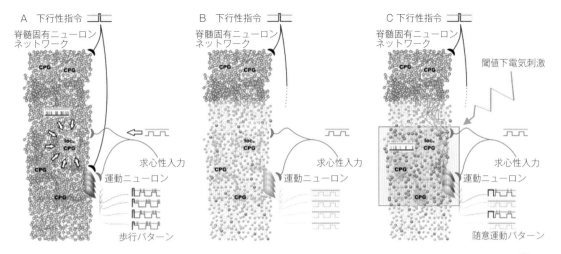

図3-27 脊髄への電気刺激によるニューロモジュレーションの効果を説明する模式図 (Taccola, et al., 2018[59])

行パターンが最終的に出力される.

図3-27Bは損傷後の脊髄を表している.当然ながら下行性指令は遮断され,運動ニューロンプールへの入力は消失する.固有ニューロン群の結合もなくなり,求心性入力も運動麻痺の状態で,四肢の運動がないと固有ニューロン,運動ニューロン共に閾値上の入力が得られない限り発火させることができない.脊髄完全麻痺であってもロボットや療法士によるステッピングアシストによって歩行様の筋活動が観察されるのは,この求心性入力が最終的にloc. CPGの発火閾値を超えるためと考えられる.

電気刺激によるニューロモジュレーション(図3-27C中の灰色の囲み部分)は閾値下で固有ニューロンネットワークと運動ニューロンの活動電位を上昇させる.その効果は,残存していた下行路や固有ニューロンネットワークの数で変わるものの,少なくとも,完全運動麻痺者の随意運動が一部可能になる場合には,それらの神経経路が解剖学的には一部残っており(全く機能はしていなかった),それが電気刺激による閾値下での活動電位上昇により,閾値を超えたと考えられる.さらに求心性入力,下行指令共にトレーニングする運動課題特有のパターンが生成されるため,随意運動の効果も運動課題依存的に改善すると考えられるのである.

まとめ

神経科学の発達,中でもヒトの脳の活動を非侵襲的に評価する技術の進歩は,従来のリハビリテーションに加えニューロリハビリテーションという新たな領域を産み出す原動力となった.機能的核磁気共鳴画像(fMRI),ポジトロン断層法(PET)などの脳活動画像化技術や経頭蓋磁気刺激法(TMS)に代表される脳刺激技術は,非侵襲的脳活動評価法の主役である.これらの新技術によって,人間の中枢神経系

には可塑性と代行作用があって，たとえ一旦傷ついても，リハビリテーションによって運動を再学習したり，他の部位が傷ついた部位の機能を補完する能力があることが明らかとなった．

今やニューロリハビリテーションのターゲットは，脳や脊髄の可塑性，代行作用をいかに引き出すかにあるといえる．そしてニューロリハビリテーションへの応用を志向する神経科学の目標は，リハビリテーション介入によって中枢神経を再編成する神経学的機序を解明し，より効果的な介入法について科学的手続きを用いて実証することにある．

本章では，ニューロリハビリテーションに直接的に関連する中枢神経の可塑性と再編成に焦点を絞り，近年の研究を概観した．この分野は，前記したように，新たな技術の開発に伴って日進月歩で進歩している．最近では，高度なスポーツスキルや演奏家のスキル，それらの背後にある神経メカニズムや学習過程にも神経科学的アプローチがなされるようになってきた．本章の内容も数年後には大きく書き換わる可能性があるが，新たな理論がより効果的な運動学習，再学習の実践に生かされることを期待したい．

文 献

1) Karni A, Meyer G, Jezzard P, et al.: Functional MRI evidence for adult motor cortex plasticity during motor skill learning. Nature, 377: 155-158, 1995.
2) Classen J, Liepert J, Wise SP, et al.: Rapid plasticity of human cortical movement representation induced by practice. J Neurophysiol, 79: 1117-1123, 1998.
3) Nudo RJ, Wise BM, SiFuentes F, et al.: Neural substrates for the effects of rehabilitative training on motor recovery after ischemic infarct. Science, 272: 1791-1794, 1996.
4) Nudo RJ, Plautz EJ, Frost SB: Role of adaptive plasticity in recovery of function after damage to motor cortex. Muscle Nerve, 24: 1000-1019, 2001.
5) Liepert J, Bauder H, Wolfgang HR, et al.: Treatment-induced cortical reorganization after stroke in humans. Stroke, 31: 1210-1216, 2000.
6) Qi HX, Stepniewska I, Kaas JH: Reorganization of primary motor cortex in adult macaque monkeys with long-standing amputations. J Neurophysiol, 84: 2133-2147, 2000.
7) Sanes JN, Suner S, Donoghue JP: Dynamic organization of primary motor cortex output to target muscles in adult rats. I. Long-term patterns of reorganization following motor or mixed peripheral nerve lesions. Exp Brain Res, 79: 479-491, 1990.
8) Donoghue JP, Suner S, Sanes JN: Dynamic organization of primary motor cortex output to target muscles in adult rats. II. Rapid reorganization following motor nerve lesions. Exp Brain Res, 79: 492-503, 1990.
9) Bruehlmeier M, Dietz V, Leenders KL, et al.: How does the human brain deal with a spinal cord injury? Eur J Neurosci, 10: 3918-3922, 1998.
10) Levy WJ Jr, Amassian VE, Traad M, et al.: Focal magnetic coil stimulation reveals motor cortical system reorganized in humans after traumatic quadriplegia. Brain Res, 510: 130-134, 1990.
11) Topka H, Cohen LG, Cole RA, et al.: Reorganization of corticospinal pathways following spinal cord injury. Neurology, 41: 1276-1283, 1991
12) Rossignol S: Neural control of stereotypic limb movements. In: Rowell LB, et al. (Eds), Handbook of Physiology, Sec12, Exercise: Regulation and Integration of Multiple Systems, pp173-216, Oxford University Press, 1996.

13) Muir GD, Steeves JD: Sensorimotor stimulation to improve locomotor recovery after spinal cord injury. Trends Neurosci, 20: 72–77, 1997.
14) Wolpaw JR: Spinal cord plasticity in acquisition and maintenance of motor skills. Acta Physiol, 189: 155–169, 2007.
15) Thompson AK, Pomerantz FR, Wolpaw JR: Operant conditioning of a spinal reflex can improve locomotion after spinal cord injury in humans. J Nurosci, 33: 2365–2375, 2013.
16) Nielsen J, Crone C, Hultborn H: H-reflexes are smaller in dancers from The Royal Danish Ballet than in well-trained athletes. Eur J Appl Physiol Occup Physiol, 66: 116–121, 1993.
17) Ogawa T, Kim GH, Sekiguchi H, et al.: Enhanced stretch reflex excitability of the soleus muscle in experienced swimmers. Eur J Appl Physiol, 105: 199–205, 2009.
18) Raineteau O, Schwab ME: Plasticity of motor systems after incomplete spinal cord injury. Nat Rev Neurosci, 2: 263–273, 2001.
19) Barbeau H, Rossignol S: Recovery of locomotion after chronic spinalization in the adult cat. Brain Res, 412: 84–95, 1987.
20) Hodgson JA, Roy RR, de Leon R, et al.: Can the mammalian lumbar spinal cord learn a motor task? Med Sci Sports Exerc, 26: 1491–1497, 1994.
21) Whelan PJ, Hiebert GW, Pearson KG: Plasticity of the extensor group I pathway controlling the stance to swing transition in the cat. J Neurophysiol, 74: 2782–2787, 1995.
22) Whelan PJ, Hiebert GW, Pearson KG: Stimulation of the group I extensor afferents prolongs the stance phase in walking cats. Exp Brain Res, 103: 20–30, 1995.
23) Whelan PJ, Pearson KG: Plasticity in reflex pathways controlling stepping in the cat. J Neurophysiol, 78: 1643–1650, 1997.
24) van den Brand R, Heutschi J, Barraud Q, et al.: Restoring voluntary control of locomotion after paralyzing spinal cord injury. Science, 336: 1182–1185, 2012.
25) Dietz V, Colombo G, Jensen L: Locomotor activity in spinal man. Lancet, 344: 1260–1263, 1994.
26) Dietz V, Colombo G, Jensen L, et al.: Locomotor capacity of spinal cord in paraplegic patients. Ann Neurol, 37: 574–582, 1995.
27) Nakazawa K, Kakihana W, Kawashima N, et al.: Induction of locomotor-like EMG activity in paraplegic persons by orthotic gait training. Exp Brain Res, 157: 117–123, 2004.
28) Dobkin B, Apple D, Barbeau H, et al.: Weight-supported treadmill vs over-ground training for walking after acute incomplete SCI. Neurology, 66: 484–493, 2006.
29) Hidler J, Nichols D, Pelliccio M, et al.: Multicenter randomized clinical trial evaluating the effectiveness of the Lokomat in subacute stroke. Neurorehabil Neural Repair, 23: 5–13, 2009.
30) Otsuka N, Miyashita K, Krieger DW, et al.: Compensatory contribution of the contralateral pyramidal tract after stroke. Front Neurol Neurosci, 2: 45–53, 2013.
31) Dietz V, Sinkjaer T: Spastic movement disorder: impaired reflex function and altered muscle mechanics. Lancet Neurol, 6: 725–733, 2007.
32) Kamibayashi K, Nakazawa K, Ogata H, et al.: Invariable H-reflex and sustained facilitation of stretch reflex with heightened sympathetic outflow. J Electromyogr Kinesiol, 19: 1053–1060, 2009.
33) Hjortskov N, Skotte J, Hye-Knudsen C, et al.: Sympathetic outflow enhances the stretch reflex response in the relaxed soleus muscle in humans. J Appl Physiol, 98: 1366–1370, 2005.
34) Horslen BC, Murnaghan CD, Inglis JT, et al.: Effects of postural threat on spinal stretch reflexes: evidence for increased muscle spindle sensitivity? J Neurophysiol, 110: 899–906, 2013.
35) Nakazawa K, Kawashima N, Akai M: Effect of different preparatory states on the reflex responses of ankle flexor and extensor muscles to a sudden drop of support surface during standing in humans. J Electromyogr Kinesiol, 19: 782–788, 2009.
36) Obata H, Ogawa T, Hoshino M, et al.: Effects of aquatic pole walking on the reduction of

spastic hypertonia in a patient with hemiplegia: A case study. Int J Phys Med Rehabil, 5: 401. doi: 10.4172/2329-9096.1000401, 2017.
37）Papegaaij S, Taube W, Baudry S, et al.: Aging causes a reorganization of cortical and spinal control of posture. Front Aging Neurosci, 6: 28, 2014.
38）Doya K: Complementary roles of basal ganglia and cerebellum in learning and motor control. Curr Opin Neurobiol, 10: 732–739, 2000.
39）Ito M, Sakurai M, Tongroach P: Climbing fibre induced depression of both mossy fibre responsiveness and glutamate sensitivity of cerebellar Purkinje cells. J Physiol, 324: 113–134, 1982.
40）Kawato M, Furukawa K, Suzuki R: A hierarchical neural-network model for control and learning of voluntary movement. Biol Cybern, 57: 169–185, 1987.
41）今水　寛：運動学習における小脳の役割．総合リハビリテーション，32：859-865，2004.
42）Imamizu H, Miyauchi S, Tamada T, et al.: Human cerebellar activity reflecting an acquired internal model of a new tool. Nature, 403: 192–195, 2000.
43）Schultz W, Dayan P, Montague PR: A neural substrate of prediction and reward. Science, 275: 1593–1599, 1997.
44）Samejima K, Ueda Y, Doya K, et al.: Representation of action-specific reward values in the striatum. Science, 310: 1337–1340, 2005.
45）北澤　茂：身体の記憶．武藤芳照ほか編著，現代身体教育論，pp48-65，放送大学教育振興会，2006.
46）Morton SM, Bastian AJ: Prism adaptation during walking generalizes to reaching and requires the cerebellum. J Neurophysiol, 92: 2497–2509, 2004.
47）Nozaki D, Kurtzer I, Scott SH: Limited transfer of learning between unimanual and bimanual skills within the same limb. Nat Neurosci, 9: 1364–1366, 2006.
48）Choi JT, Bastian AJ: Adaptation reveals independent control networks for human walking. Nat Neurosci, 10: 1055–1062, 2007.
49）Ogawa T, Kawashima N, Obata H, et al.: Distinct motor strategies underlying split-belt adaptation in human walking and running. PLoS One, 10（3）: e0121951. doi: 10.1371/journal.pone.0121951, 2015.
50）Jilge B, Minassian K, Rattay F, et al.: Initiating extension of the lower limbs in subjects with complete spinal cord injury by epidural lumbar cord stimulation. Exp Brain Res, 154: 308–326, 2004.
51）Harkema S, Gerasimenko Y, Hodes J, et al.: Effect of epidural stimulation of the lumbosacral spinal cord on voluntary movement, standing, and assisted stepping after motor complete paraplegia: a case study. Lancet, 377: 1938–1947, 2011.
52）Angeli CA, Edgerton VR, Gerasimenko YP, et al.: Altering spinal cord excitability enables voluntary movements after chronic complete paralysis in humans. Brain, 137: 1394–1409, 2014.
53）Gill ML, Grahn PJ, Calvert JS, et al.: Neuromodulation of lumbosacral spinal networks enables independent stepping after complete paraplegia. Nat Med, 24: 1677–1682, 2018.
54）Ladenbauer J, Minassian K, Hofstoetter US, et al.: Stimulation of the human lumbar spinal cord with implanted and surface electrodes: a computer simulation study. IEEE Trans Neural Syst Rehabil Eng, 18: 637–645, 2010.
55）Courtine G, Harkema SJ, Dy CJ, et al.: Modulation of multisegmental monosynaptic responses in a variety of leg muscles during walking and running in humans. J Physiol, 582（Pt 3）: 1125–1139, 2007.
56）Minassian K1, Persy I, Rattay F, et al.: Posterior root-muscle reflexes elicited by transcutaneous stimulation of the human lumbosacral cord. Muscle Nerve, 35: 327–336, 2007.
57）Gorodnichev RM, Pivovarova EA, Puhov A, et al.: Transcutaneous electrical stimulation of the spinal cord: A noninvasive tool for the activation of stepping pattern generators in humans. Human Physiology, 38: 158–167, 2012.

58) Gerasimenko YP, Lu DC, Modaber M, et al.: Noninvasive reactivation of motor descending control after paralysis. J Neurotrauma, 32: 1968-1980, 2015.
59) Taccola G, Sayenko D, Gad P, et al.: And yet it moves: Recovery of volitional control after spinal cord injury. Prog Neurobiol, 160: 64-81, 2018.

Coffee break 5：スポーツと情報科学

　最近の情報科学の目覚ましい進歩は，スポーツの世界にも多くの影響を与えている．有名なところではアメリカの大リーグ野球が積極的に最新の情報科学を取り入れていることだろう．大リーグといえば，統計学を駆使して選手の成績査定や戦力強化を図り，野球統計学を確立したことを知る人も多いだろう．統計学に端を発し，現在では情報科学を取り入れていることはまさに合理主義国家のスポーツたる所以とも思える．最近はある有名球団が神経科学の博士号を有する人材を募集していることがニュースになった．選手強化につながるのであれば旧来の常識にとらわれず，最新科学を導入しようとする姿勢が見て取れる．研究者側からしても，高度なスポーツスキルを実現する背後にある神経機序は魅力的な研究課題であり，大リーガーを直接研究対象とできることは魅力的である．

　ところで，大リーグでの最新情報科学の導入は，実際のところプレーヤーに対してどのような影響をもたらしているのだろうか？　ミサイルの弾道計測技術を応用したトラックマンは日本のプロ野球にも広がりつつあるが，投球でいえば，従来の速度に加えて，回転数，回転軸，軌道，リリースポイントなど，かつては実験室レベルでようやく計測できていた力学的変量を，トラックマンによって実際の試合中に計測することが可能となった．これら従来得られなかった情報が即座にフィードバックできるのであるから，それらが有効に利用できているか否かは現時点では別としても，何らかの影響を及ぼすことは確実であろう．バッティングでは既に打球の角度と有効打との関係が定量化された結果，従来から議論となっていた上から打ち下ろすダウンスイングか，地面と平行にスイングするレベルスイングかの議論を一挙に解決し，むしろ下からすくいあげるスイングの方が効果的であることが明らかとなった．これはスイング革命とも呼ばれ，最近のバッターのスイングに大きく影響したといえる．

　これら野球をはじめとするスポーツへの情報科学の応用は，高齢者の転倒防止や健康維持，リハビリテーション，学校教育などへの応用にもつながるものである．例えば，近年のウエアラブルセンサーなどはより制約が多いスポーツ場面で使えるものであれば，上記の様なその他のフィールドでの使用は容易であり，実際急速に様々なセンサーが開発され広がりを見せつつある．今後，リハビリテーションの臨床現場にもますます最新の情報科学が応用されることは必至であろう．

第4章

歩行トレーニングの実際

前章まで，ヒトの直立二足歩行の特徴と神経制御についてまとめるとともに，ニューロリハビリテーションの本質に関連する運動学習や中枢神経の可塑性について説明してきた．本章では，歩行のニューロリハビリテーションの例として，免荷式トレッドミル歩行トレーニングの理論と実際の方法について紹介する．この歩行トレーニングは，神経生理学の新たな発見を基にヒトに応用された方法であり，脊髄損傷者や脳卒中による歩行障害の代表的なニューロリハビリテーション方法の1つとなっている．本章ではさらに，著者らがかつて取り組んだ歩行用装具を用いた歩行トレーニングの例についても紹介する．

　著者らは，歩行用装具を用いた歩行トレーニングに取り組む中で，脊髄損傷者の歩行再獲得のみならず，障害のある人の健康管理や体力維持の問題に直面した．このトレーニング実験で得られたさまざまなデータは，障害がある人や高齢者の健康・体力をいかに維持し，高いQOLを実現するか，というこれからの問題に多くの示唆を与えるものであった．本章ではそれらのデータを示すとともに，その意味するところについて考察する．

　さらに本章の最後では，水中での歩行について，基本的な理論と実践例について紹介する．水中訓練は理学療法の代表的手技の1つであり，また今後ニューロリハビリテーション的に用いられる可能性もある．それらを見据え本章で取り上げることとした．

1．免荷式トレッドミル歩行トレーニングの理論と実際

　対麻痺や片麻痺のため自立歩行が難しい人を，トレッドミル上で上方に牽引し，カウンターウエイトによって体重を一部軽減して行う歩行トレーニングを免荷式ステッピングトレーニング（body-weight supported stepping training）という（写真4-1）．本書では以下，"免荷式歩行トレーニング"と呼ぶ．

　このトレーニングは，その系譜をたどれば，1900年代初頭のSherringtonが確立した反射学，言い換えれば現代の神経生理学の発祥にまで遡ることができる．Sherrington以来，綿々と繰り広げられてきた歩行のパターン発生機構に関する研究は，1900年代後半になって，その可塑性に関心が注がれるようになった．そして，四足動物においては脊髄を上位中枢と離断しても歩行パターンが生じること，さらにはそれがトレーニングによって改善されることが明らかとなった[1,2]．

　これをきっかけに，それまでヒトや霊長類では退化していると考えられていた脊髄パターン発生機構（spinal pattern generator）が再び注目されるようになるとともに，トレーニングの可能性に関する研究が開始されたのである．中でもドイツのWernigのグループはいち早くこのトレーニングの効果を検証し，それを1995年に論文として報告した[3]．

　その後，スイスのDietzのグループ[4,5]，アメリカのDobkinとHarkema，

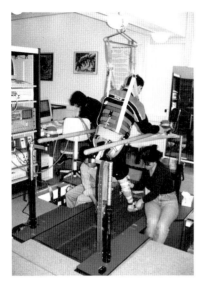

写真4-1　免荷式歩行トレーニングの様子

Edgertonらのグループ[6,7]が，ヒトの脊髄パターン発生機構の可塑性や感覚入力に対する応答特性の観点から，このトレーニング法に関連する研究結果を報告した．以来，同様の観点からこのトレーニング法に関する研究が次々に報告され，そのほとんどは理論的にこのトレーニングの有効性を支持するものであった．

このように見てくると，免荷式歩行トレーニングは，Sherrington以来の神経生理学に立脚した理論的基盤の基に登場したトレーニング法であり，まさに昨今のニューロリハビリテーションの先駆けであったことがわかる．

1）免荷式歩行トレーニングの理論

免荷式歩行トレーニングと従来の歩行トレーニングとの最大の相違は，前者において補助者や機械が交互性の両脚ステッピングを補助する点にある．その目的は健常者の歩行に近い動きを実現することで，ステッピングに伴って喚起される末梢感覚入力を残存する中枢神経に与え，脊髄および脊髄より上位の中枢神経の再組織化を促すことにある．脊髄神経回路の再組織化は，シナプスおよび神経ネットワークの可塑性が担うと考えられている．

しかしながら，脊髄の損傷部以下の残存神経回路が再組織化されても，結局のところ高位中枢からの下行性指令が脊髄運動ニューロンに届かなければ，本人の意志に基づく歩行は不可能である．残念ながら，現状では下行性経路が完全に遮断されている完全麻痺では，意志の下での歩行は理論的には回復しない．しかし，臨床的完全麻痺も精査すると下行性経路が一部残存していることもあり[8]，実際は，完全麻痺と診断されている脊髄損傷者すべてが歩行再獲得の見込みがないということにはならない．

いずれにしても現状では，脊髄完全損傷はトレーニングによる歩行回復の見込みがきわめて低いのに対して，高位中枢と脊髄運動ニューロンとの連絡が一部残存する不全損傷は，免荷式歩行トレーニングによって歩行を再獲得できる確率が高い[9]．

不全損傷者の歩行再獲得に関与する神経機序が完全に明らかになっているわけではないが，現在のところ次のように考えることができる．受動的あるいは，半受動的ステッピングによって周期に応じた求心性入力が喚起される．それらは，脊髄の中枢パターン発生器（central pattern generator：CPG）を形成する神経経路を介して，運動出力を誘発する．受動的ステッピングを繰り返すことによって，周期的な求心性入力を介在する神経回路内のシナプス伝達特性が強化される．ここまでは，脊髄神経回路と末梢感覚入力との関係の変化であり，完全損傷においても同等である．

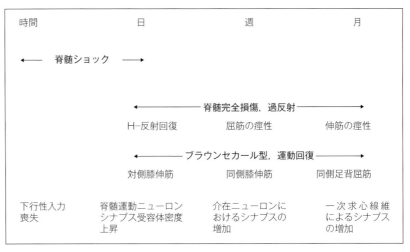

図4-1 脊髄の損傷後に生じる神経学的変化 (Little, et al., 1999[13] より改変)

　これに対し，上位中枢からの下行性経路が一部残存するか否か，言い換えれば，完全損傷か不全損傷かはきわめて大きな違いを意味する．脊髄損傷後の残存神経組織には，神経発芽や側枝伸長等の解剖学的変化が起こる[10〜12]．さらに，残存下行性経路と脊髄間のシナプス伝達特性が，受容体密度の上昇を受けて変化し，一方で慢性期不全脊髄損傷者によくみられる痙性麻痺（以下，痙性）など過反射を引き起こす神経機序，すなわち脊髄反射経路の興奮性が増大する[13]．

　これらの変化は，脊髄損傷後数カ月の間に生じると考えられている（図4-1）[13]．すなわち，損傷後の急性期から慢性期に至るまでに神経活動のダイナミックな変調が生じる．その際，脊髄では末梢感覚入力を介在する脊髄反射の経路と高位中枢からの下行性入力間の競合が生じる．免荷式歩行トレーニングは，Hebbの学習則に則り，そこに参画する下行性神経経路のシナプス伝達特性を使用依存的（use-dependent）に強化し，下行性指令を優位に導くとされる．

　まとめると，免荷式歩行トレーニングを行うことによって，不全損傷者では脊髄神経回路のみならず，高位中枢および下行性神経経路にも再組織化が生じ，これらが相まって自立的な歩行再獲得に大きく貢献する，と考えられる．

2）免荷式歩行トレーニングの実際

(1) マニュアルトレーニング

　写真4-1に示した免荷式歩行トレーニングの例では，脊髄損傷者をパラシュート用ハーネスと免荷装置を用いてトレッドミル上で上方に牽引して立たせ，二人の理学療法士がベルトスピードに合わせて両サイドで交互にステッピングを行っている．重要な点は，体重が脚全体に加わる立脚期と加わらない遊脚期とを周期的に繰り返すことと，股関節の伸展を引き出すことである．そのために，立脚期には膝を

ロックさせ体重が片側脚に乗るようにするとともに，立脚期の終了時点での足部離床位置が股関節中心より後方になるようにする．この2点が強調されるのは，脚全体に加わる荷重情報と股関節の伸展にかかわる感覚情報が，脊髄歩行中枢を刺激するために最も重要と考えられているからである[6,7]．

次にステッピング時の体重免荷は通常，重量物とばねを組み合わせた牽引装置を用い訓練者の体重に応じて行われる．その量は，トレーニングの進行，改善度によって適宜変更される．

スイス対麻痺センターバルグリスト病院（Swiss Paraplegic Centre, University Hospital, Balgrist）で行われている例では，トレーニング初期には体重の50％程度を免荷し，歩行能力回復とともに徐々に免荷量を減じている．ステッピング頻度はトレッドミルのベルトスピードと歩幅との関係から決定され，ベルトスピードはトレーニング初期で1.5 km/hが採用されている．これも訓練者の状態，回復度に応じて適宜変わるものである．一回の歩行トレーニング時間も，訓練者の歩行能力，回復度によって異なる．特に自力でのステッピングがほぼ不可能な訓練者の場合は，左右脚をそれぞれ補助する理学療法士らの負担がきわめて大きく，通常1セット，2，3分が限界である．これを1回の訓練で休憩を挟みながら数セット行うことになる．

免荷式歩行トレーニングを理学療法士が行う場合には，1人の訓練者に対し，最低2名の理学療法士が必要となること，理学療法士の体力的負担が大きいことが実施上の大きな障壁となる．訓練者がある程度の歩行能力を有する場合には，この限りではない．一般の病院で行う場合には，おおよその目安として，機能的自立度評価表（FIM，表4-1参照）の歩行能力評価4（最小介助）以上，あるいは，脊髄損傷歩行能力指標（WISCI II，表4-2参照）の8以上の患者であれば，理学療法士1名の監視でトレッドミル上での歩行トレーニングが可能であり，実施可能な適応対象となろう．

(2) 免荷式歩行トレーニングの効果

免荷式歩行トレーニングは，そもそも動物実験成績から構築された理論的基盤を基に考案されたものであったがためか，効果の実証に関しては，2006年の大規模な無作為化比較試験（RCT）まで待たなければならなかった[9]．

ところが，その結果は予想に反し，この方法が他の方法に比べて特に有効ということを示さなかった．ただし，この結果は免荷式歩行トレーニングそのものの効果がないという意味ではない．逆に，この比較試験では免荷式歩行トレーニング[9]（論文中では weight supported treadmill training：以下，BWSTT）も，比較されたトレッドミル上以外での歩行トレーニング（over-ground mobility therapy：以下，OGMT）もともに，予想外に高い歩行機能の回復を導いたのである．すなわち，受傷後8週以内のASIA Cレベルの不全脊髄損傷者では，両方のトレーニングとも

表4-1 機能的自立度評価表（FIM）

歩行能力評価

1. 全介助（25％未満）
2. 最大介助（25％以上）
3. 中等度介助（50％以上）
4. 最小介助（75％以上）
5. 監視
6. 修正自立（補助具使用）
7. 完全自立

表4-2 脊髄損傷歩行能力指標（WISCI Ⅱ）

0. 介助しても立てない and/or 歩けない 1. 平行棒内で，装具を付けて，2名の介助で，10m以下 2. 平行棒内で，装具を付けて，2名の介助で，10m 3. 平行棒内で，装具を付けて，1名の介助で，10m 4. 平行棒内で，装具なしで，1名の介助で，10m 5. 平行棒内で，装具を付けて，介助なしで，10m 6. 歩行器で，装具を付けて，1名の介助で，10m 7. 二本クラッチで，装具を付けて，1名の介助で，10m 8. 歩行器で，装具なしで，1名の介助で，10m 9. 歩行器で，装具を付けて，介助なしで，10m 10. 一本杖かクラッチで，装具を付けて，1名の介助で，10m 11. 二本クラッチで，装具なしで，1名の介助で，10m 12. 二本クラッチで，装具を付けて，介助なしで，10m 13. 歩行器で，装具なしで，介助なしで，10m 14. 一本杖かクラッチで，装具なしで，1名の介助で，10m 15. 一本杖かクラッチで，装具を付けて，介助なしで，10m 16. 二本クラッチで，装具なしで，介助なしで，10m 17. 何も使わず，1名の介助で，10m 18. 装具を付けて，介助なしで，10m 19. 一本杖かクラッチで，装具なしで，介助なしで，10m 20. 何も使わず，介助なしで，10m	**介助** 2名の介助—中等度から最大の介助量 1名の介助—最小限の介助量 **装具** 1個か2個の装具，LLB（長下肢装具），SLB（短下肢装具）問わず，立位にスプリントがいる場合はLLBと解釈 **歩行器** 車輪なしの普通の歩行器 **クラッチ** ロフストランドまたは松葉杖 **杖** 普通のまっすぐな杖

に結果として92％が自立歩行（FIMのスコア6以上）を再獲得することができた．両方のトレーニングともに，参加した被検者のトレーニング前の機能レベルはほぼ歩行能力無しのFIM1以下であり，これは驚くべき数値であった．

　結局この結果をそのまま解釈すると，免荷式歩行トレーニングは，一定の条件を満たす不全脊髄損傷者（受傷8週以内，ASIA Cレベル，損傷高位：頸髄から胸髄11番）の歩行機能を改善する効果があるが，それはトレッドミルを使わず，免荷もしないで行う歩行トレーニングの効果と差がない，ということになる．この論文は発表後大きな反響を呼んだ[14〜17]．異なるリハビリテーション手法の優劣を科学的に比較する方法は，今のところこの論文で用いられたRCTしか確立されたものがない．DobkinらのRCTは，ほぼ取りうる限界まで統制されており，比較試験とし

てはほとんど文句のつけようがないものであった．また，急速に進歩しているニューロリハビリテーション領域において，特に脊髄損傷の歩行リハビリテーションにおいてははじめて大規模に行われたRCTとして，その意義は臨床的にも学術的にも大きなものであった．これらを踏まえ，あらためて少し内容を吟味してみたいと思う．

　Dobkinらの研究では，BWSTTと比較するための普通のリハビリテーション手技としてOGMTを行った，とされている．OGMTの具体的な内容は被検者の状態によって異なっていたが，自力でのステッピングが可能な被検者に対しては，平行棒内での歩行練習，あるいは補助器具や装具をつけての歩行練習，理学療法士1名から2名の介助による歩行練習などが行われたという．このような歩行練習は，BWSTTで最も重要とされている荷重に関連する体性感覚を喚起するであろうことは容易に想像がつく．この点はDietzも指摘しているところであり[15]，BWSTTとOGMTはその意味で本質的に大きな違いがなくなるのである．

　著者らも過去に歩行用装具を用いた歩行練習も荷重に関連する体性感覚を喚起し，脊髄歩行中枢を活性化していること[18,19]，さらに3カ月程度のトレーニングによって歩行中枢に再組織化が起こっている可能性を示した[20]．BWSTTにおいて体重を免荷し，トレッドミル上でステッピングを行うメリットは，自力でのステッピングが不可能な急性期およびASIA Bレベルの患者において享受されるのであって，自力でのステッピングが可能な患者に対してはこの限りではない．

　また，ASIA Bレベルの被検者に対する効果に関しては，DietzはDobkinらが用いたトレーニングは，ドイツやスイスで行われたものに比べて期間が短く（12週間 vs. 16～20週間），受傷後の開始時期が遅い点を指摘している（受傷後8週 vs. 4～5週）[15]．さらにDietzは，1回のトレーニング時間も30分では十分な効果を引き出すには短い可能性があることを，脳卒中では1時間のトレーニングの方が有効とのRCTの結果を引き合いに出して論じている[15]．

　これらの指摘はASIA Bに対しても，もっと効果がある可能性が高いことを暗に述べているようにも思える．こうして見てくると，Dobkinらの比較試験[9]は現状では最高レベルにデザインされているものの，同時に今後さらなる検証が必要な課題をいくつも提供しているといえる．

　いずれにしても，DobkinらのRCTはBWSTTを用いようが，OGMTを用いようが，歩行能力改善に特化したリハビリテーションによって，少なくとも急性期の不全脊髄損傷者（ASIA CおよびD）ならば，自立歩行を再獲得できる可能性がきわめて高いことを図らずも示したといえよう．

（3）ロボットを用いた免荷式トレッドミル歩行トレーニング

　歩行トレーニングロボットは，FIMスコア1以下の患者，言い換えれば2名の理学療法士によるステッピング介助が必要な患者の歩行トレーニングを行うことが

できる．これは前述した免荷式歩行トレーニングを理学療法士の手で行う場合の限界を克服するために開発されたものである．

2018年現在，全世界で700機以上が導入されているLokomat®（Hocoma社，スイス）は，免荷式歩行トレーニング専用の装置として世界ではじめて1999年に製品化されたロボット型の歩行トレーニング装置である（写真4-2）．日本国内では現在のところ，著者が2009年まで在籍していた国立障害者リハビリテーションセンターに研究用として設置されたもの以外ない．Lokomat®は脊髄損傷者を対象として，ヒトの脊髄歩行パターン発生機構の構造や，その可塑性について世界をリードする研究を行ってきたチューリッヒのDietzの研究グループの中から生まれた．Lokomat®が開発された経緯や開発過程は，免荷式歩行トレーニング研究の歴史とオーバーラップするので，それについて紹介する．

Dietzが病院長を務めたチューリッヒ大学附属バルグリスト病院（写真4-3）は，スイス対麻痺センターを兼ね，1990年代から脊髄損傷の歩行リハビリテーションに関する先駆的研究を行ってきた．そこには研究所も併設され，病院との緊密な連携の下，基礎研究と臨床研究をシステマティックに行っている．さらには，周辺のチューリッヒ大学，チューリッヒ工科大学などの研究・教育機関とは，学生や研究者がプロジェクトに参加する形で強力な連携がなされている．

このような研究環境の下，Dietzが統括する研究部門の実験室リーダーとして免荷式トレッドミル歩行トレーニング実験を取り仕切っていたのが，後にLokomat®を開発したColombo（現Hocoma社CEO）である．著者はColomboがまだリーダーとして実験室を切り盛りしていた1997年から1998年にかけてバルグリスト病院研究所に留学し，この免荷式歩行トレーニング研究のプロジェクトに参加した．

著者が在籍していた当時は，毎日病院で免荷式歩行トレーニングが行われ，同時に個々の被検者に対し，週一回研究室で歩行トレーニング中の筋活動電位の記録が行われていた．Colomboらは，それら多数のト

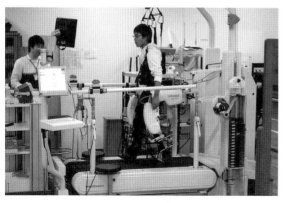

写真4-2　Lokomat®システム

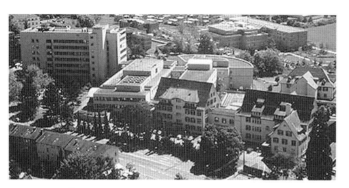

写真4-3　チューリッヒ大学附属バルグリスト病院

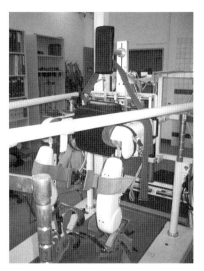
写真4-4　外骨格システム

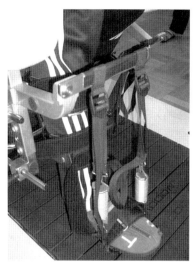
写真4-5　フットリフター

レーニング経験の中で，先に記した限界を実感として認識しており，機械開発の必要性を強く感じていたものと思われる．著者が在籍していた頃，もともとエンジニアである Colombo がチューリッヒ工科大学生時代の友人2名と Hocoma 社を起業し，Lokomat® の開発を本格的に開始したのであった．先に記したように Lokomat® はすでに全世界で 700 機以上が導入されている．Hocoma 社は現在，その後開発した他の製品とともに，Lokomat® をトータルリハシステムの主力製品として販売を続けている．

（4）Lokomat® の構造とこれを用いたトレーニングの実際

Lokomat® は，外骨格装具の股関節・膝関節部分に駆動モーターを装備し，プログラムされた通常の歩行パターンにしたがって各関節の動きをコントロールしている．外骨格システムに対して患者の脚は，大腿部で1カ所，下腿部で2カ所のカフによって固定される（写真4-4）．外骨格装具の速度比はトレッドミル速度に合わせて調節され，1.0～3.2 km/h の歩行速度でステッピングを行うことができる．さらに，歩行時における関節可動域も，股関節・膝関節をそれぞれ独立して，左右別々に変更可能である．足関節の制御に関しては，スプリングからなるフットリフターを患者の足部に装着することで，遊脚期における足部の下垂を防ぐシステムとなっている（写真4-5）．

初回の歩行訓練に際して，まずは患者の大腿・下腿長を測定し，大腿・下腿部における3つのカフサイズを選定する．続いて，専用ソフトウェア上に，身長，体重，脚長やカフサイズといった患者の身体特性を入力する．その後の装具装着手順は，毎回の訓練時と同様であり，はじめに外骨格の装具長を調節し，大腿および下腿部のカフを患者に合わせて準備する．患者は車椅子のままトレッドミル上にあがり，立位状態にてハーネスを装着する（写真4-6）．立位を保持できない患者

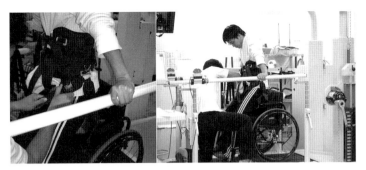

写真4-6　ハーネスの装着

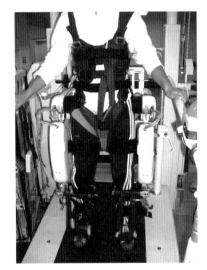

写真4-7　外骨格への下肢の固定

では，車椅子上でプッシュアップするか，左右のどちらか一方に傾いてもらい，ハーネスのループ部分を股へと通す．体重の免荷量は，5kg刻みのカウンターウエイトによって設定する（近年開発されたシステムでは，電子制御によって1kg刻みの，より正確な一定の体重免荷が可能となっている）．次に，Lokomat®本体を患者に固定するため，免荷した立位姿勢にて患者の大転子位置を外骨格の股関節部に合わせ，下肢をカフにて外骨格に固定する（**写真4-7**）．最後に，足部にフットリフターを装着する．

これら一連の準備作業によって歩行訓練が開始可能となるが，習熟すると理学療法士1名でも10分程度で装着できるようになる．40分の歩行訓練を行った場合，装具の着脱を含めておよそ1時間のトレーニングセッションとなる．

歩行訓練への参加にあたっては，起立性の循環障害，心臓疾患，重度の拘縮，皮膚や関節の損傷・疾患といった禁忌事項に関する検査を医師が行い，立位での受動歩行運動が可能と判断された者を対象としている．国立障害者リハビリテーションセンターでは週3～5日，12週間を基本的な訓練プロトコルとして設定している．Lokomat®を開発したHocoma社では，初期の訓練期間においては，1.6～2.0km/hの歩行速度で15分から30分の訓練時間を推奨しており，それに従った訓練プログラムにてトレーニングを開始している．訓練期間が長くなるにつれ，歩行速度を速め，免荷量を減らし，訓練時間を最長40分まで延長している．

a．ロボット型歩行トレーニングの効果

Lokomat®のようなロボット型の歩行トレーニングの効果は数多く報告されているが[21～25]，それらの多くはサンプル数が少なかったり，対照群が適切に設定されていないなど科学的証拠としては不十分といわざるを得ない．これは，人間を対象とする場合，どうしても障害の種類や程度，経過年数など多様な要素をそろえて統計的検証に堪え得るサンプル数を集めることがそもそも困難なことに起因する．し

たがって，対象の条件を厳密に統一してロボット型歩行トレーニングの効果を検証しようとするとき，その対象は自ずと限定されるため，多様な歩行障害に対するそれぞれの効果を検証するためには多くの臨床試験的研究の結果を待たざるを得ない．そのような課題を抱えつつも，厳密に条件を統一したRCTの結果も蓄積されつつある．

　Yamaguchiはロボットを用いた歩行トレーニングの効果をRCTにより検証した論文のみを抽出し，特に不全脊髄損傷に対する効果をシステマティックレビューを用いて調べた．抽出された研究は，結果としていずれもLokomat®を用いたRCTであった．その結果，全体で8件のRCTに関する論文が抽出され，その結果が統合された．結論として，Lokomat®を用いた歩行トレーニングは，不全脊髄損傷者の歩行距離と歩行の自立度を改善する効果があることが明らかとなった．

　国立障害者リハビリテーションセンターではLokomat®導入当時，訓練効果を詳細に検討するため，1カ月ごとに神経生理学的検査［経頭蓋磁気刺激（TMS），伸張反射，H-反射］や血液・尿検査を行い，歩行機能の回復との関連性を調べた．統計的検定に堪え得るほどの患者数を集めることはできなかったが，脊髄不全損傷者では訓練が進むにつれて歩行時における痙性の減弱が観察され，歩行機能の改善が観察された．完全損傷では機能的な歩行回復はみられていないが，訓練開始時には自発的なステッピング運動がまったく不可能であった患者（ASIA-B）でも，トレッドミル上でのステッピングが発現した例も観察された．この症例では，ステッピング以外の下肢の随意運動が大きくは改善しなかったことから，ステッピングに特有の神経機構，おそらく脊髄以下の神経機構がトレーニングによって再組織化されたものと思われる．完全損傷者においては，機能的な歩行回復がみられなくとも，呼吸循環系や免疫系の改善などの副次的効果が得られることが重要である．

　神経生理学的検査は安静時だけでなく，実際の歩行中に生じる神経系の適応変化を調べるために歩行訓練時にも実施された．特に，TMSを用いた大脳皮質から脊髄に通じる経路（皮質脊髄路興奮性）の検査は，この経路の機能が歩行の回復と関連する可能性が高いため重点的に行った検査である．

　健常者を対象とした実験から，Lokomat®による受動的ステッピング中の皮質脊髄路興奮性は，ステッピングの位相に応じて変調されることがわかっている[26]．歩行訓練中にTMSを行った場合，脊髄不全損傷者でも歩行位相に依存した下肢筋における運動誘発電位（motor evoked potential：MEP）[注1]の変調がみられ，訓練を続けるにつれてその応答が増大することを観察した．すなわち，脊髄不全損傷者の下肢筋を支配する皮質脊髄路の興奮性も健常者に近い形で歩行中に変調するといえる．

注1）MEPの振幅の大きさが，その筋を支配する皮質脊髄路の興奮性に関連する．

安静時の結果ではあるが，Thomasら[27]も不全損傷者での免荷式歩行トレーニング後にはTMSによる外側広筋MEPの増加を観察し，このMEP振幅の増加割合が歩行機能の向上と正の相関関係を有することを報告している．

これらの結果は，歩行の再獲得において皮質脊髄路機能の強化が重要であることを示唆している．

b．課　題

Lokomat® による歩行訓練においては，痙性が非常に強い場合に課題が発生する．

その1つ目は，痙性によってステッピングが妨げられ，過度のトルクが装具の関節部分に加わる場合には，補助装置の安全装置が働き，ステッピングが停止してしまうことである．また，脊髄不全損傷者の多くは足関節の背屈動作が困難であり，痙性が強いと遊脚期につま先がトレッドミルのベルトに接触してしまうことが度々起こる．このような場合，関節の可動範囲を小さくすることや，完全に体重を免荷した空中でのステッピングを行うことによって，現在のところ対応している．また，痙性が強い時には，カフを巻いている部分の皮膚に擦過傷が生じる恐れがある．そのため，タオルによる皮膚の保護や，柔らかい素材の衣服を着用させるといった注意を払わなければならない．

装具設計上の問題点としては，装具長との関係で大腿脚長が35cm以上必要となっており，身長が低い患者では装具を装着できない場合がある．また，歩行時に骨盤の動きが制限されていることや安全バーなどによって腕を振りにくいことなどがあげられる．

2つ目の課題として，免荷式歩行トレーニングにおいて臨床上きわめて重要と認識されているものの，未だ科学的にその影響が評価されていない要素がある．それは訓練者の"やる気(motivation)"であり，高位中枢の関与と言い換えることもできる．

Lokomat® では訓練者がまったく力を入れなくても，ロボットが100％ステッピングをアシストすることができるため，訓練者が居眠りをしてしまうことも珍しくない．その場合にはトレーニング効果が低いということが証明されているわけではないが，経験論的に訓練者がいかに努力したかが結果に大きく影響するということが，このトレーニングにかかわっている研究者の共通認識となっているのである．著者らのグループもこの点を重視し，実際のトレーニング中には訓練者にできる限り下肢を随意的に動かすよう指示している．

患者自身が脚を動かそうとする随意的な努力が皮質脊髄路の興奮性に影響を及ぼすのか，脊髄不全損傷にてTMSを用いて調べたところ，完全な受動歩行条件に比べて随意努力を行っている条件では，筋活動が現れていないステップ位相においても大腿筋群のMEP振幅が顕著な増加を示した．したがって，随意的な努力時には脊髄運動ニューロンが発火していなくても，皮質脊髄路の興奮性は高まっている可

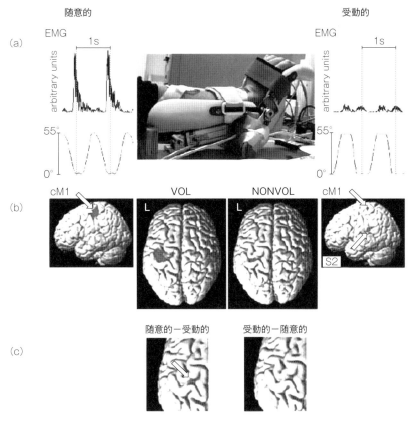

図4-2 手関節の受動トレーニング（NONVOL）と能動トレーニング（VOL）による脳の再組織化の比較
(Lotze, et al., 2003[28])
（a）動作課題特性の比較．VOLでは筋活動電位が発生するのに対し，NONVOLではほとんど生じていない．（b）それぞれの運動課題で活性化する脳の領域の違い．（c）トレーニング後に生じる活性領域の違い

能性が示唆された．このように，Lokomat®による歩行訓練では，患者の"やる気"が訓練効果を高める上で必須の要素といえる．

訓練者の"やる気（motivation）"あるいは高位中枢の関与に関しては，科学的に評価されていないと前に述べたが，随意性の低い麻痺肢であっても，運動を起こそうとする意志が運動機能の回復には重要であることを示唆する実験結果は，すでに報告されている．

Lotzeら[28]は，手首の掌屈・背屈を機械が行う受動運動トレーニングと，被検者が自ら手首を動かす随意運動トレーニングを比較し，後者の方が大脳一次運動野の再組織化が著明であることを示した（図4-2）．この結果は，不全脊髄損傷者の歩行トレーニングにおいても，ただ他動的に下肢を動かされているだけでは効果が低く，自分の意志の下に動かそうとする随意指令があってはじめて，運動に関与する脳部位の再組織化が起こることを示唆している．

随意指令を維持するためには"やる気"が必要と考えれば，Lotzeらの実験結果は，"やる気"がないと歩行の再学習に必要な中枢神経系の再組織化が起こりにくいことを科学的に示した，ということもできよう．著者らの研究チームの歩行トレーニングも，周りから掛け声をかけながら被検者の"やる気"を鼓舞して行われる．その様は，コーチが選手を激しく鼓舞しながら行うスポーツトレーニングのようである．

運動機能に障害がある人々が，喪失した機能を取り戻すべく行うトレーニングは，自らの限界に挑戦し，少しでもパフォーマンスを高めようとするアスリートのスポーツトレーニングと同等であることは前述したとおりである．残念ながら現状では，たとえば脳卒中後遺症のため片麻痺になった人や脊髄損傷のため下半身麻痺を生じた人が，失われた運動機能を少しでも取り戻したいという意志をもって自らトレーニングしたいと思っても，容易にそのような場をみつけることはできない．あるいは健康や体力のためと考えても，障害がある人が使える運動施設やフィットネスクラブはまだまだ少ない．高齢者人口がますます増加するこれからの社会において，障害があっても誰もがさまざまな目的で運動ができる環境が整備されることが望まれる．

3つ目の課題として，現時点では，歩行訓練に関するパラメータ（トレーニング時間，ステッピング速度，免荷量など）が明確に確立されているわけではなく，訓練期間を通じてのパラメータ変更は経験に頼らざるを得ない点があげられる．歩行訓練を開始する時期や訓練効果が生じる臨界期などに関しても，明確な答えはない．今後さらに訓練を行う患者数を増やし，歩行機能の回復を損傷レベルや損傷歴などと関連させ，神経生理学的適応をより詳細に検討していく必要があるものと思われる．

これまでの使用経験を通じてのLokomat®に対する印象は，安全性が高く，制御性にも非常に優れているということである．理学療法士の負担を軽減できる上，長時間の安全で安定した歩行訓練が可能である．世界的にはすでにEU，アメリカ，カナダといった国々では医療機器として承認されている．今後，日本でもこのようなロボット型歩行補助装置が臨床の現場でさらに多く利用されるようになれば，自立歩行を獲得できるチャンスがより多くの脊髄損傷患者に広がるものと思われる．

2．歩行装具を用いた歩行トレーニング

完全対麻痺者でも杖の使用が可能な上肢機能残存など，一定の条件を満たせば，歩行用装具を用いた立位歩行を行うことが可能である．しかし，着脱の困難さや転倒の危険，疲労のしやすさなど，移動を支援する道具としては，車椅子とは比較にならないほどの弱点があり，その実用性は乏しいとされてきた．そのため，歩行用装具の歴史は大変古いものの，未だ実用的にはほとんど用いられていない．しかしながら，近年のロボティクスの急速な進歩を考えれば，近い将来，より実用性の高

い歩行装具が登場する可能性は大きいと思われる．

　現状のリハビリテーションにおいて，歩行トレーニングの適用とならない完全対麻痺者の場合，日常のほとんどが車椅子での生活となる．そのことが生理学的にさまざまな二次的障害を引き起こす危険性があることは後で詳述する．歩行用装具を用いることができれば，完全麻痺の患者であっても立位歩行が可能であり，二次的障害の予防の観点からすれば，それはきわめて意義深いことである．ここでは，そのような観点から著者らが行ったトレーニング実験の例を基に，歩行用装具を用いた歩行訓練の意義についてまとめてみたい．

1）完全対麻痺者の歩行訓練

　写真4-8に示したのは，完全対麻痺者（第12胸髄）の装具歩行の様子である．

　完全対麻痺者が立位歩行を実現するためには，現状では何らかの補助的手段を使わざるを得ない．すなわち，①下肢装具の使用，②機能的電気刺激等による強制的筋収縮の使用，あるいは③両者の併用によるハイブリッド型装具の使用などである．立位姿勢を補助するための装具には，足関節部を固定する装具（ankle foot orthosis：AFO），股関節周囲筋が残存する場合には膝伸展位にて脚全体を固定する装具（long leg brace：LLB），さらに麻痺が体幹部にまで及ぶ場合の骨盤帯付の装具，などがある．機能的電気刺激（functional electrical stimulation：FES）を用いた方法としては，下肢の屈筋-伸筋のプログラム化された筋活動を実現するParaStep™（写真4-9），装具と機能的電気刺激を組み合わせたハイブリッド型装具等が開発され，これらの効果を検証する研究[29, 30]も行われている．

　しかし，上記のいずれの装具・装置を用いた場合にも，立位歩行を実現するためには著しい身体的労力を要する．装具歩行中の身体的負担度を評価した先行研究[31]では，脊髄損傷者の歩行中のエネルギー消費が健常者の約3倍，運動効率を反映するエネルギーコストに至っては約15倍に相当することが報告されている．このような過度の身体的負担は早期の疲労困憊を招き，身体機能の保持・向上を図るための適切な運動強度の実現を妨げる要因となる．さらに着脱の煩雑さ，特殊な装置の必要性等も手伝って，病院でのリハビリテーション終了後もなお，歩行運動を継続

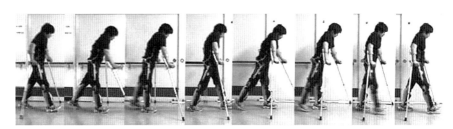

写真4-8　歩行用装具を用いた完全対麻痺者の歩行の様子
ARGO（advanced reciprocating gait orthosis）という装具を用いている．交互歩行用装具で，歩行装具の機構により立位姿勢を保持し，杖歩行を可能とする．

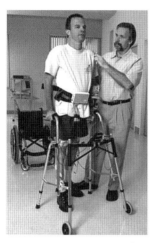

写真4-9 パラステップ
(Para Step™)(SIGMEDICS社)

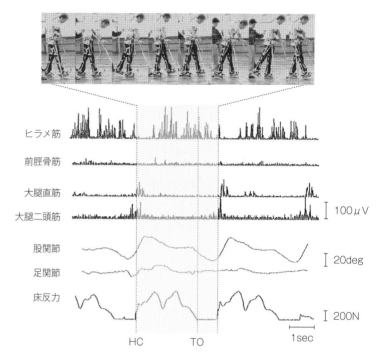

図4-3 完全対麻痺者の装具を用いた歩行中に記録した下肢の筋電図と関節角度,床反力の例(河島ほか,2004[33])

するケースは稀である.しかしながら,前記したように,日常生活のほとんどを車椅子で過ごす脊髄損傷者にとって,立位歩行など立位での運動はさまざまな好影響があると考えられる.

以下では,脊髄損傷者の歩行装具を用いた歩行訓練の効果についての知見を整理し,立位歩行運動を継続的に行うことで,脊髄損傷者の健康維持・増進に対していかなる効果が得られるのかをみていくことにする.

(1) 麻痺領域の機能退行に対する効果

歩行訓練による骨密度の増加を認めた研究報告[32]に支持されるように,立位・歩行による麻痺領域への荷重負荷が骨萎縮の抑止に貢献する可能性は高い.また,歩行運動を要素的にみれば,運動中には麻痺筋の周期的なストレッチ運動,さらには関節の動的運動が実現されるため,筋萎縮や関節拘縮の防止にも効果をもつと考えられる.しかし,日常生活のほとんどを座位で過ごす脊髄損傷者にとって,どの程度の頻度,継続時間の立位・歩行を行えば上記の効果が得られるのかについては,未だ系統的に調べられていない.

著者らの研究では,脊髄完全損傷者の装具歩行中に,麻痺下肢に歩行周期に同調した筋活動が発現することが確認されている(図4-3)[33].この筋活動は,歩行運動に伴う筋の長さ変化や,荷重の変化に伴う末梢性神経入力が脊髄運動ニューロンの活動を引き起こすことによって発現すると考えられ,下肢筋群を支配する脊髄神

経機能を含む，麻痺領域の神経活動を励起するきわめて重要な効果をもつものと考えられる．

　（2）痙性に対する効果

　ストレッチングや立位姿勢に伴う重力負荷時に，下肢伸筋群の痙性が減少することはよく知られているが，長期的な歩行訓練の実施によって，痙性の発現頻度や強さがどのように変化するのかについては，一致した結果は得られていない．痙性の程度には個人差があるばかりか，歩行訓練による影響もおそらく一定ではないものと想像される．痙性の変化の機序は，歩行運動に伴う麻痺領域の神経活動と密接に関連するものと考えられ，今後の詳細な検討が待たれる．

　（3）合併症の発現リスクに対する効果

　脊髄損傷後に発現する合併症は，受傷後の身体機能の低下そのものが原因となる．合併症の発現に大きく関連する事象のうち，長期の不活動に関連するものとしては，血管径，血管コンプライアンスの減少[34, 35]や，麻痺領域の血流量の減少[36]に反映される麻痺領域の慢性的な低代謝・低循環状態があげられる．この点に関して，著者らは前項で述べた筋活動の発現に伴って，麻痺筋の代謝・循環動態に変化が生じることを確認した[37]．この結果は，立位歩行運動によって麻痺領域の代謝・循環を亢進させることが可能であることを示すとともに，上記の循環機能低下を抑止する有効な方法となり得ることを示唆している．

　また，普段車椅子での生活を送っている脊髄損傷者では，立位歩行や姿勢変化（とりわけ股関節角度の変化）による腸管機能への物理的刺激が減少するため，随意調節の欠落とあいまって，膀胱容量やコンプライアンスの減少，腸管運動の停滞が生じる．未だ確証を得るまでには至っていないが，著者らの研究[37]では，装具歩行運動の実施が腸管運動の促進効果をもたらすことを示唆する結果を得ている．ただし，普段停滞している内臓機能を活性化させることによって，かえって下痢などの影響をもたらす可能性があることも認識しておかなければならない[38]．

　（4）免疫機能に対する効果

　慢性期脊髄損傷者では，健常者と比較して免疫機能が低下していることが報告されている．図4-4は，胸髄完全損傷者の装具歩行運動実施前後の免疫活性（NK細胞活性）の変化を示す結果であるが，一過性の装具歩行によって免疫活性が有意に増加する[39]．NK細胞活性は，中程度の適度な運動によって増加することが知られており，この意味で，脊髄損傷者の装具歩行運動の実施は，免疫機能を高めるに相応しい運動強度であるといえる．

　（5）全身持久性に対する効果

　歩行運動による全身持久性の改善効果は，基本的に健常者の場合と同様に歩行中の運動強度に依存する．有酸素性代謝が行われる中強度での比較的長時間の歩行運動が実現されれば，全身持久性に対する効果はもとより，脂質代謝の亢進，全身循

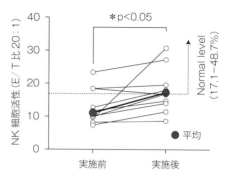

図4-4 装具歩行実施前後の免疫活性（NK細胞活性）（Kawashima, et al., 2004[39]）
NK細胞の活性度の評価は通常，患者の血液からリンパ球を分離し，これに標的細胞を加えて一定時間培養し，NK細胞の細胞障害によって遊離する物質を測定するという方法を用いる．患者のリンパ球数（E）と使用する標的細胞数（T）の割合（E/T比）は種々あり，この場合20：1を用いている．

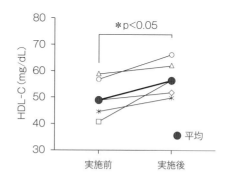

図4-5 12週の装具歩行訓練に伴うHDLコレステロール値の変化（河島ほか，2004[33]）

環の増加などによる身体機能への好影響がもたらされるものと考えられる．これまでの研究では，脊髄損傷者における最大酸素摂取量の減少[40]，血中脂質の増加およびHDLコレステロールの減少などの血液性状の変化[41]，脂質代謝の停滞[42]等が報告されており，さらに，これらの負の適応に対して身体活動が効果的であることも明らかにされている[41]．著者らも12週の装具歩行訓練の実施によって，HDLコレステロール値が有意に増加することを確認している（図4-5）[33]．

2）より実際的な問題

新たな知見を加えながら脊髄損傷者の立位歩行の効果をみてきたが，立位歩行運動は車椅子での運動には代替し得ない特有の効果をもつことから，脊髄損傷後の身体諸機能の低下を防ぐために有効な方法といえる．一方で，立位歩行訓練の方法として，リハビリテーション現場で最も多く行われている装具歩行訓練に関しては，果たして上記の効果を得るに相応しい運動強度が実現できるのか，あるいはどの程度の訓練を経れば歩行が可能になるか，などの疑問が多いように見受けられる．したがって，ここからはリハビリテーション現場でのより実際的な問題に触れるため

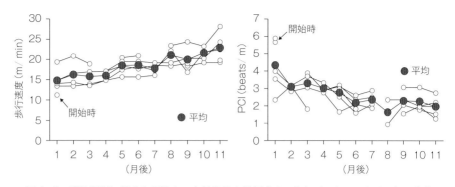

図4-6 訓練経過に伴う歩行速度，身体負担度指標（physiological cost index）の変化
（河島ほか，2004[33]）

に，装具歩行の習熟過程で身体的負担度がどのように変化するのか，さらに装具歩行中の身体的負担度が損傷高位とどのような関連をもつのかについて，著者らの研究結果に即してみていくことにする．

(1) 訓練経過に伴う身体的負担度の変化

当然のことながら，装具歩行動作の獲得には一定期間の訓練を要する．著者らは，胸髄完全損傷者を対象として，ARGO（advanced reciprocating gait orthosis，写真4-8参照）という交互歩行装具を用いた歩行訓練を実施した．これまでの訓練経験では，体幹の運動機能が残存する第10胸髄以下の脊髄損傷者の場合，ほとんどが3カ月以内に杖による独立歩行を獲得することを確認した．さらに高位を損傷している場合では転倒の可能性が高いため，完全に自力での歩行が実現できるに至るケースは少ないものの，後方からの補助を行うことで，数十分にわたる歩行運動が可能であった．図4-6[33]には，訓練経過に伴う歩行速度，身体的負担度指標（physiological cost index：PCI）の変化を示した．

トレーニング開始時と3カ月経過時の歩行速度，PCIを比較すると，歩行速度は開始時の140～170％に増加し，PCIは50～60％に減少することがわかる．これらの変化は訓練によって装具歩行動作が獲得された結果，歩行中の運動効率，さらには呼吸循環機能が改善されたことを反映しているものと考えられる．とはいえ，訓練初期は身体的負担度，とりわけ上肢にかかる負担が大きく，数分の歩行訓練で疲労困憊に至るケースがほとんどである．この点は，受傷後のリハビリテーション過程における装具歩行実施を妨げる原因ともなるが，数カ月の訓練を経ることで，身体機能の保持・向上に適した運動強度での歩行が可能になることを考え合わせると，初期の身体的負担をあらかじめ認識した上で，中長期的な装具歩行訓練を行うことも身体機能の保持・向上のためには大きな意義をもつものと考えられる．

表4-3[33]に，10週以上の装具歩行トレーニングを経た胸髄完全損傷者11名（Th5-12）の歩行中の心拍数，酸素摂取量，エネルギー消費量およびエネルギー

表4-3 胸髄完全損傷者の装具歩行中の速度，平均心拍数，定常状態酸素摂取量，エネルギー消費量，エネルギーコスト (河島ほか, 2004[33])

	Lesion level	Grade of ASIA	歩行速度 (m/min)	心拍数 (beat/min)	酸素摂取量 (mL/kg)	エネルギー消費量 (J/kg/sec)	エネルギーコスト (J/kg/m)
A	Th12	B	19.29	135.5	20.24	6.81	21.18
B	Th12	A	20.06	99.2	16.01	5.39	16.12
C	Th12	A	32.58	114.3	17.63	5.93	10.93
D	Th12	A	27.22	140.2	14.91	5.02	11.06
E	Th11	A	21.55	129.5	15.62	5.26	14.63
F	Th10	A	19.99	132.5	24.20	8.14	24.44
G	Th10	A	18.35	131.5	15.41	5.19	16.95
H	Th8	A	11.64	110.1	16.75	5.64	29.05
I	Th7	A	15.58	163.0	15.19	5.11	19.67
J	Th6	A	17.09	143.7	24.83	8.35	29.33
K	Th5	B	14.69	166.4	21.14	7.11	29.06
	平均値		19.8	133.2	18.4	6.2	20.2
	標準偏差		5.8	20.5	3.7	1.2	7.0

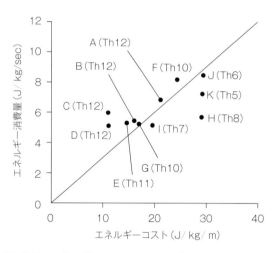

図4-7 各被検者におけるエネルギーコストとエネルギー消費量の関係 (河島ほか, 2004[33])

コストを示した．装具歩行中のエネルギーコストは，健常者の歩行中の値（2〜3J/kg/m）と比較すると著しく高い値を示したが，酸素摂取量，心拍数から推察される運動強度は，有酸素性作業能の向上に資する適正な範囲にあるものと考えられた．

図4-7[33]は表4-3のうち，横軸に歩行中の運動効率を反映するエネルギーコスト，縦軸にエネルギー消費量をとり，各被検者の値をプロットしたものである．原点から各々のプロットへの直線は歩行速度を反映し，傾きが大きいほど歩行速度が速いことを示す．高位損傷者のプロットがグラフの右側に分布していることから明らかなように，損傷部位が高位に及ぶほど，装具歩行中のエネルギーコストが悪く，歩行速度が遅いことがわかる．リハビリテーション現場でもすでに経験的に理解されているように，装具歩行では損傷高位によって歩行運動の実現可否が左右さ

れる．まして頸髄損傷者では装具歩行の実現が困難であることから，この点は装具歩行の限界といえよう．

ただし，立位歩行運動の必要性は，むしろ障害による身体機能への影響が深刻な高位損傷者ほど高い場合も考えられることから，頸髄損傷者を含む高位損傷者であっても，立位歩行訓練を可能にする何らかの方策が求められる．

(2) 装具歩行に代わる立位訓練

前項までに記したように装具歩行は習熟までに一定期間の訓練を要し，さらには，頸髄損傷者や胸髄高位の損傷者では装具歩行の実現が困難であることから，立位歩行訓練の対象となるべき脊髄損傷者の総数に占める装具歩行の実施率は，きわめて低くならざるを得ない．しかし近年のロボット技術の進歩により，立位歩行をアシストする外骨格型の歩行装具はかなり増えた感がある．前記したように，脊髄損傷者ら立位歩行困難者が立位姿勢を維持し，そして動くことは単に移動手段ではなく，他の身体機能をできる限り正常に保ち，様々な二次的障害を防ぐ意味でも必須である．最近のロボット技術を用いれば，完全対麻痺者の立位姿勢を保持し，下肢のステッピングを生成することも十分可能であり，そのような装置も既に開発されている．脊髄損傷者をはじめとする歩行困難者のリハビリに，装具歩行が再び積極的に導入されるようになる日も遠くないかもしれない．

以下に，インターネット上に公開されている外骨格型歩行装具のいくつかを紹介する．

a. ReWalk™（http://rewalk.com/）

股関節部と膝関節部に小型のモーターが付いた装着型の外骨格型ロボットである（写真4-10）．在宅での個人的使用用（ReWalk Personal）と認定されたクリニックでの使用用（ReWalk Rehabilitation）の2種類がある．クリニックで使用に慣れてからReWalk Personalを在宅で使用する．

b. EksoGT

装着型の外骨格型ロボット（写真4-11）．外観は旧来の歩行装具に近いが，重心の傾きや荷重などを検知し，それをモーターの制御に用いるシステムが装備されている．機能的電気刺激との組み合わせや，歩行トレーニング開始前の準備段階でのトレーニングモードなどが用意されている．基本的にクラッチ使用に堪え得る上肢機能が残っていないと使用できない．歩行補助というより，二次障害予防や歩行リハビリを目的としたトレーニング機器的な使用が推奨されている．

c. REX

クラッチの使用を必要としない完全ハンドフリーの装着型ロボットである（写真4-12）．写真のように転倒せず上肢を自由に動かすことができ，立位での上肢運動が可能である．様々なモードがあるが，前方への歩行，後方への後ろ歩き，左右への方向転換が可能である．特に後ろ歩きはこの手の装着型ロボットでは，この

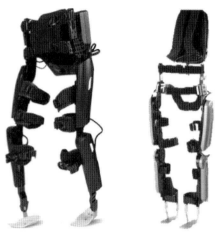

写真4-10　ReWalk™
（左；Personal 6.0，右；Rehabilitationの外観（ReWalk Robotics社））
股関節と膝関節部にモーターがあり，ステッピングをアシストする．身体の傾きなど重心の変化を検知し，制御に用いるシステムが装備されている（https://rewalk.com/）

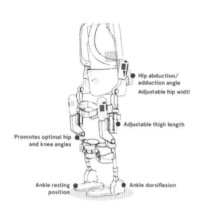
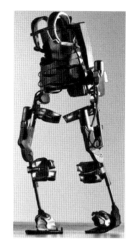

写真4-11　EksoGT
（左；説明用模式図，右；外観写真；Ekso Bionics社）
（https://eksobionics.com/eksohealth/eksogt/clinicians/；http://medicalneeds.co.za/bionic-needs/；http://www.medicalexpo.de/prod/ekso-bionics/product-78696-497208.html）

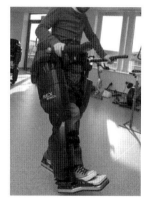

写真4-12　REX（Rex Bionics社）
（https://www.rexbionics.com/product-information/）

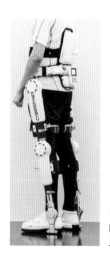

写真4-13　HAL®
（CYBERDYNE株式会社）
（https://www.cyberdyne.jp/products/LowerLimb_medical_jp.html）

Rex以外に可能な装置はない．車いす生活ではまず動かすことのない股関節伸展を動的に実現することができる点は他に類をみない特徴である．

d．HAL®

CYBERDYNE株式会社のHAL®（ハル）は日本では最も有名な外骨格型ロボットと言えよう（写真4-13）．2004年に筑波大学システム情報系・サイバニクス研究センター・センター長である山海嘉之教授が設立したCYBERDYNE社の主力製品がHAL®であり，ロボットスーツとも呼ばれている．従来，薬剤も効果が無かった進行性の神経筋難病に対する医学的効果効能が治験によって示され，保険適用された世界初のロボット治療機器である医療用HAL®の他，様々な製品があり，用途に

応じて選べるようになっている（CYBERDYNE 株式会社）．

3．水中歩行トレーニングの理論と臨床

　水中歩行は，古くからリハビリテーションにおける水治療の主力である．また，健常者にとっても，関節への力学的負荷が小さい安全なエクササイズとして広く浸透している．水のさまざまな物理的特性は，リハビリテーションやフィットネスエクササイズの手段として水中運動を用いる際の利点となる．将来的に，水中リハビリテーション用機器などハード面の改良が進めば，ニューロリハビリテーションに水中歩行などの水中運動が利用される日がくることも予想される．ここでは，水中歩行を中心に水中運動の運動生理学的，バイオメカニクス的特性についてまとめる．

1）水の特性

　生体は水の中に入るだけで，水のもつ性質によって種々の影響を受ける．中でも，水の静水圧，水温，熱伝導率による影響は大きい．たとえば，水中に首まで浸かっただけで，静水圧により胸郭は圧迫され，肺括量および残気量は，それぞれ空気中の90％，80％に減少する[43]．さらに呼吸を水圧に抗して行わなければならないために，吸息筋の活動が増加し，逆に呼息筋の活動が減少する．この性質を呼吸筋への刺激とし，そのトレーニング法として用いることも可能である．

　水中での呼吸循環系反応は，水中に首まで浸かっての安静立位時に，水の静水圧効果によって，下肢の血流が胸郭に集中し，中心血流は約0.7 mL増加する．この血液分布の変化によって，一回心拍出量（SV），心拍出量ともに約30％増加する[44]．これに対し，心拍数は変わらないかやや減少するとされている．ただし，心拍数は水温の影響を大きく受け，中間温（thermoneutral）とされる30～34℃では陸上に比べてやや減少し，それより高い温度では増加，低い温度では低下する[45]．また，水の熱伝導率は空気に比べてはるかに高いため，体温より低い温度の水中では，熱喪失量が増加し，これを補うための熱産生が必要となる．したがって，低水温では体温が低下しやすいのでその管理が重要となる．一般に，競泳では26℃，リハビリテーションの水治療では32～40℃とやや高い水温が用いられている[46]．

　以上，生体が水という特殊な環境に入ると，安静時においてさえ上記のごとくさまざまな影響を受ける．

2）水中運動時の生理的反応

　一般に水泳では，①身体が水平（仰臥位あるいは伏臥位）となるため静脈還流が増加し，その結果一回心拍出量（SV）が増大すること，②活動筋量が少ないこと，③顔を水につけることによる潜水徐脈効果，などの要因によって，陸上運動と同等

の代謝需要に対する心拍数が少ないことが知られている[47]．水中歩行は，通常顔を水につけず，姿勢も直立位であるから，上記①と③の要因を水泳と共有しない．しかし，前記のように水中で直立姿勢をとると，静水圧の効果でSVが増加する．そのため，水中歩行や走行においても運動時に筋の代謝性需要に見合った心拍出量を維持するには，陸上で同等な代謝性需要の運動を行っている時よりも，心拍数を低下させる必要が生じることが予想される．この点を確かめるために，水中での歩行，走行，自転車エルゴメータ駆動時の酸素摂取量（$\dot{V}O_2$）と心拍数（HR）の関係が種々の条件下で調べられている．

McArdleら[48]は，水平位での上肢と下肢同時運動時の呼吸循環系応答を3段階の水温，18℃，25℃，33℃の水中と25〜27℃の大気中で比較している．その結果，水温が低い（18℃と25℃）時には，同等の$\dot{V}O_2$に対するHRが大気中と33℃の水中に比べて有意に低く，逆にSVは有意に高かった．それによって，心拍出量（Q）と$\dot{V}O_2$の関係は，すべての条件下で同様に保たれていた．また，Yuら[47]も流水プールを用いて，腹部程度の水深での水中歩行とトレッドミル歩行の$\dot{V}O_2$-HR関係を比較し，統計上有意ではないものの，水中でのHR応答が低い傾向を認めている．これに対しEvansら[49]は，腹部程度の水深での水中歩行時の$\dot{V}O_2$-HR関係は，トレッドミル歩行と差がなかったとしている．Yuら[47]およびEvansら[49]の研究では，水深が腹部程度であるので，静水圧の影響が比較的弱いために，SVあるいはHRの応答に大きな影響を与えなかった可能性がある．

この点に関しては，近年，フローティングベストを着用し，首まで水に浸かった状態で水中を走る動作を行う，deep water running（DWR）時の循環系応答が報告されている[50〜54]．それらの報告によれば，DWRの$\dot{V}O_2$-HR関係はトレッドミルランニングのそれより右へシフトする（同一$\dot{V}O_2$に対するHRが低くなる（図4-8[50]），peak $\dot{V}O_2$，peak HRともに低い[51]，peak $\dot{V}O_2$は変わらず，peak HRのみ低い[52]，$\dot{V}O_2$-HR関係の個体差は大きいが，それは水中ランニングのスキルの差に起因しており，スキルの優れた者では水中のHRが低い[53]，などさまざまである．また，uprightで首まで浸かっての自転車エルゴメータ駆動では，陸上と同等の$\dot{V}O_2$レベルに対する水中のHRは，40％および60％$\dot{V}O_2$maxまでは低いが有意差はなく，80％$\dot{V}O_2$で有意に低い[54]ことから，運動強度に依存するとの報告もある．その原因として，陸上での運動時に比べて，水中での高強度の運動中には交感神経活動の亢進度が比較的低く抑えられている可能性があげられているが，実証されてはいない．

以上を総じてみると，結果の細部に違いはあるものの，uprightでの水中運動時にも，陸上と同等の代謝需要に対する心拍数は低くなる傾向があるといえよう．したがって，水中歩行や走行などの水中運動の運動強度を心拍数を基に処方する場合，水中での運動強度を過小評価する危険があるので注意する必要がある．

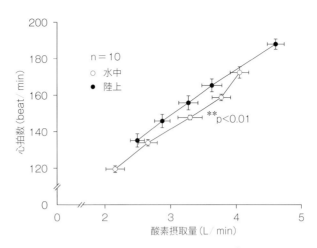

図4-8　水中走行とトレッドミル走行時の酸素摂取（$\dot{V}O_2$）と心拍数の関係
(Svedenhag, et al., 1992[50])
水中走行による最大酸素摂取量，最高心拍数は，ともにトレッドミル走行時より低い．平均値±標準偏差．

3）水中歩行のバイオメカニクス的特性

　前記したように水中では浮力の作用で体重の負荷が軽減し，下肢の各関節に加わる荷重が減少する．図4-9[55]は，5種類の異なる水深で歩行を行った際の垂直床反力である．水深が深くなるにつれて床反力は小さくなり，逆に作用時間（単脚立脚期に相当）が長くなる様子がわかる．これは水深が深くなると，①アルキメデスの原理で身体に加わる浮力が増加し，床反力が小さくなることと，②推進抵抗が逆に増加し，歩きやすい速さで歩く時の歩行速度が遅くなることを表している．図4-10[56]は，水中歩行と陸上歩行時の床反力3成分（垂直，前後，左右）を比較したものである．この時の水深はおおよそ被検者の胸の深さであり，垂直成分が激減している様子がよくわかる．もう1つ特徴的なのは，陸上歩行において立脚初期に現れる前後成分のピーク（矢印）が水中歩行時にはみられない点である．陸上でのこのピークは，進行方向への力に対する制動力として作用する歩行独特の成分である．水中においてはこの力成分が消失し，立脚期最終局面での推進力に寄与する成分のみが現れる．すなわち，水中では水抵抗の影響がかなり大きく，歩行の床反力はそのほとんどが推進力の産出に寄与するとみることができる．水中で物体が移動する時の推進抵抗（f）は，抵抗を受ける面の面積（s）と進行方向への速度（v）の2乗の積で決まる．

$$f = sv^2$$

　すなわち，同一の水深条件では歩く速さの2乗に比例するので，速さの影響を大きく受けることになる．そのため，水中で歩く速さを上げようとすると筋の負担は劇的に増加すると考えてよい．実際にさまざまな速さで水中歩行を行った時の下肢筋電図を記録すると，筋活動に速度の影響が反映することがよくわかる．

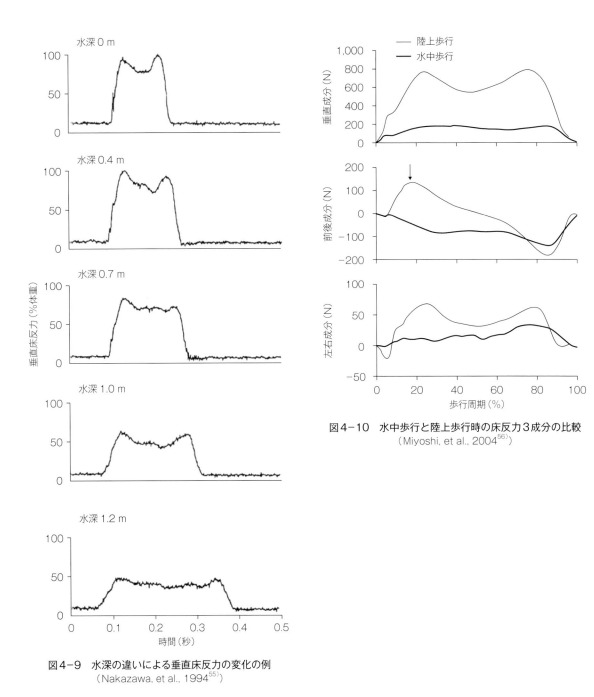

図4-9 水深の違いによる垂直床反力の変化の例
（Nakazawa, et al., 1994[55]）

図4-10 水中歩行と陸上歩行時の床反力3成分の比較
（Miyoshi, et al., 2004[56]）

　　　図4-11[57]）に，異なる速さで水中を歩いた際の下肢の主要な筋群の筋活動電位の様子を示した．水中で歩行速度を上げると，股関節伸展および膝関節屈曲に関与する大腿二頭筋や足関節底屈に関与する腓腹筋の活動が著明に増大する．これらの筋の活動は，速度を上げると陸上での歩行以上に大きくなることがある．この点は，水中歩行を下肢関節障害のリハビリテーションプログラムの中で用いる場合に注意

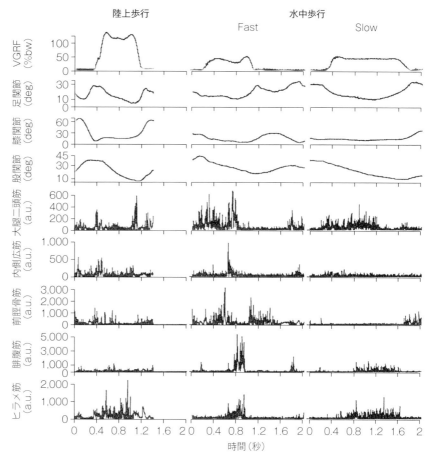

図4-11 陸上歩行と2種類の速度での水中歩行（FastおよびSlow）における垂直床反力成分（VGRF），下肢関節角度変化（足関節，膝関節，股関節）および整流筋電図の例
（Nakazawa, et al., 1994[57]）

を要する．

4）水中ポールウォーキング

　水中ポールウォーキング（WP）は，水の中で専用のポールを用いて行う水中歩行の一形態である．その発祥は，長年，ノルディックウォークの特性をリハビリテーションへの応用的視点から研究してきた矢野英雄（富士温泉病院）が，病院でのリハビリテーションにこれを用いたことに端を発する．水中では歩行時のバランス維持が陸上以上に難しく，高齢者や障害がある人ではプールの壁際や，手すりをつかみながらの歩行が推奨される．水中ポールウォーキングは，このバランス維持の困難さを2本のポールを用いることで解消し，水中での歩行を容易にすることを企図する水中歩行の一形態といえる．

　水中ポールウォーキング（WP）の運動学的特徴を明らかにするために，WPに

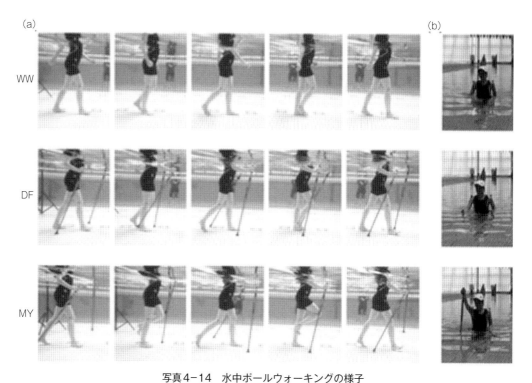

写真4-14 水中ポールウォーキングの様子
WW：ポールなし水中歩行，DF：水中ポールウォーキングディフェンシブスタイル，MY：水中ポールウォーキング Miyashita-Yano スタイル

習熟しているインストラクターと下肢関節障害などのため通常は杖歩行を行っている高齢者に参加してもらいWPの動作筋電図解析を行った．写真4-14に示したようにWPはポールを水面上で左右交互に顔の高さ程度まで挙上しながら用いるスタイル（Miyashita-Yano style, MY）と陸上でのいわゆるディフェンシブスタイルに近い，ポールを突く位置が踏み出し脚の側方近辺となるスタイル（DF）の2種類を測定した．比較のために，ポール無しの水中歩行と陸上歩行も測定した．

以下では高齢障害者に適用した例について紹介する．高齢障害者では，身長，体重などの身体的要素の他に障害特性の相違が大きいためWPの特徴もその影響を強く受け個人間の相違は健常者以上に大きくなる．しかし，上記した水中でのバランスに関連した身体動揺を頭部位置の動揺から観察すると，WP中には概して側方動揺が減少する傾向があることが分かる．

図4-12にWPとポールを持たない水中歩行（WW）中の頭部動揺の時系列波形と平均側方動揺量を示した．WPに習熟したインストラクターでは頭部動揺が高齢者群に比べて少ないこと，ポール無しに比べてWPの方が概して側方動揺が少ないことが，この図から明らかである．

図4-13は片麻痺患者がはじめてWPを行った時の運動学データである．この患者は水中歩行を通常のリハビリテーションに取り入れているが，常にプールの壁

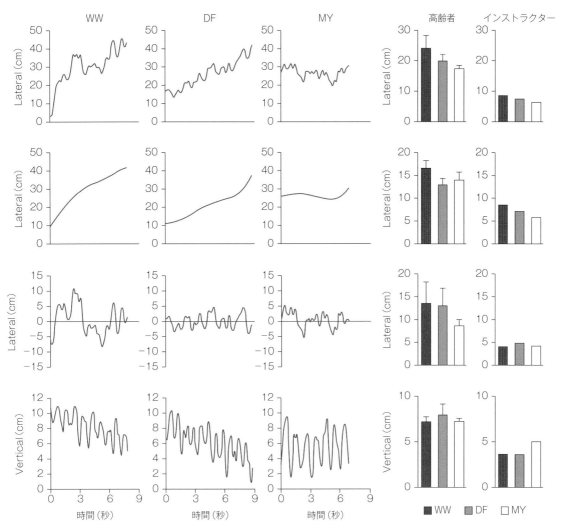

図4-12 水中ポールウォーキングとポールを持たない水中歩行中の頭部動揺の時系列波形と平均側方動揺量
WW：ポールなし水中歩行，DF：水中ポールウォーキングディフェンシブスタイル，MY：水中ポールウォーキングMiyashita-Yanoスタイル．グラフ上段から，頭頂部マーカー側方動揺波形，二段目：側方動揺の平滑化波形（ローパス，＜0.1Hz），三段目：一段目の波形からトレンド（二段目波形）を除いた波形，四段目：鉛直方向の動揺波形．右側の棒グラフは全被検者の平均値．

に沿った横歩きで実施している．測定時に初めてWPをインストラクターによって指導され，両手にポールを保持しての前向き歩行を行うことができた．図4-13はその際の各歩行スタイルでの運動学データをまとめたものである．これらの結果から麻痺側，非麻痺側ともに陸上での歩行とほぼ同等のストライド長が得られており，下肢各関節の動作範囲もほぼ同等であったことが分かる．後述するように痙縮を有する片麻痺患者では，水中での痙縮軽減が認められることもあり，WPを継続して行うことで，ストライド長や関節可動域の増加が期待できる．

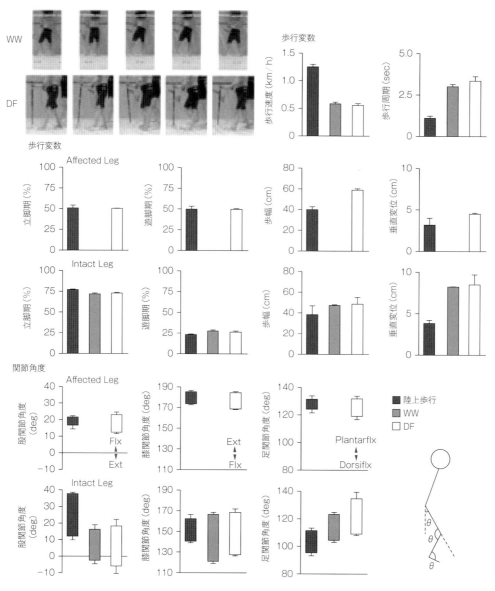

図4-13 片麻痺患者の水中ポールウォーキングにおける各種運動学データ
WW：ポールなし水中歩行，DF：水中ポールウォーキングディフェンシブスタイル

(1) 筋活動

図4-14Aに水中PW中の上肢，下肢および体幹の主要筋の筋電図を示した．比較のため，陸上歩行，水中でのポール使用有無，歩行速度を変えて筋活動電位の変化を記録した．図4-14Aのデータを定量した結果を図4-14Bに示した．放電量として歩行1周期分を積分し，各筋における棒グラフはその平均と標準偏差である．

まず，水中での下肢筋群の放電様相をみると，浮力による荷重軽減のため一様に放電量が減少している．とりわけ，足関節の背屈筋である前脛骨筋（TA）にこの傾

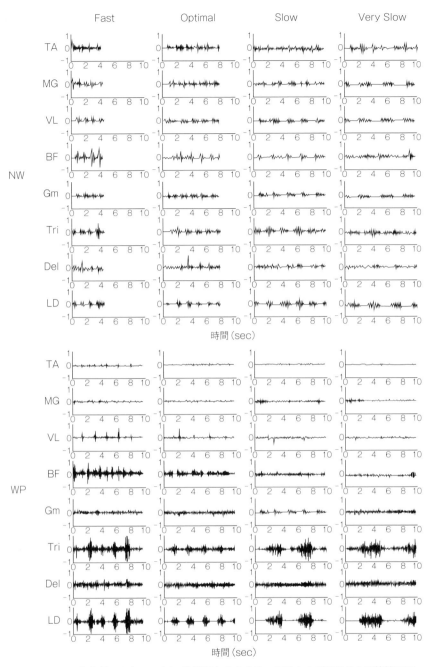

図4-14A 水中ポールウォーキング（WP）中の上肢，下肢および体幹の主要筋筋電図
NW：ノルディックウォーキング

向が著明であった．TAは陸上では遊脚期に足関節を背屈させ床や地面とのクリアランスを確保するために働く．水中でのTAの放電現象は浮力の影響であり，背屈のための筋活動がほとんど必要なくなったことに関係する．一方，ハムストリングスの筋（大腿二頭筋，BF）には水中での速い歩行と遅い歩行で著明な筋放電の増大

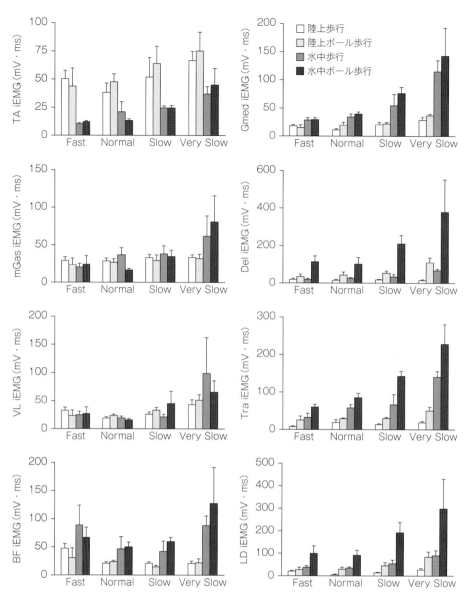

図4-14B 異なる速度での陸上歩行（Ground Walking），ノルディックウォーク（Ground Pole Walking），水中歩行（Water Walking）および水中ポールウォーキング（Water Pole Walking）中の筋放電量の比較

が観察された．速い歩行時には移動抵抗増大に抗して身体を前方に推進するために必要な筋放電が出現したことを表している．遅い速度では比較的弱い放電が長く続いたため総放電量の増大につながったといえる．

上肢の筋活動はポール使用により増加しているが，遅い速度での使用時にむしろ増加傾向にあった．これはポールが水面より上に出ると重力の影響で荷重を増し，遅い速度では比較的水上に出る時間が長くなることに関係すると考えられる．

（2）エネルギー消費

図4-15に健常成人男性（53歳）が水中ポールウォーキングを3種類の異なる速さ（ゆっくり，快適速度，速い）で行った時の酸素摂取量（$\dot{V}O_2$），呼吸商（$\dot{V}O_2/\dot{V}CO_2$）および代謝当量（METs）を示した．比較のために陸上でのノルディックウォークも3種類の速さで行った．陸上，水中共に快適な速さ（optimal speed）を基に主観的にそれより遅い速度と速い速度の3種類を設定したため，結果的に水中と陸上では歩行速度が異なっている．それを踏まえて結果をみると，陸上と水中それぞれでポールをもっての快適歩行時の酸素摂取量には大きな差はないことがわかる．ポール無しの陸上歩行に比べるといずれの速さの歩行でもポールをもっている時の方が大きく，それはポールをもつことによりややエネルギー消費が増加することを表しているのかもしれない．一方，水中ではポール歩行時とポール無し歩行時の$\dot{V}O_2$にほとんど差がみられず，ポール使用に伴うエネルギー消費の増加は陸上に比べて少ないことが示唆される．水中では速い速度での歩行時に$\dot{V}O_2$が2倍近く増大しており，推進抵抗が速度の二乗に伴って増大することを反映すると考えられる．

いずれにしてもここで示した例は一例であり，今後さらに対象数を増やして一般的傾向を明らかにする必要があろう．

（3）リハビリテーションへの応用

水中ポールウォーキング（WP）は，片麻痺など陸上での歩行が困難な人の歩行リハビリテーションとしての応用可能性が期待される．図4-16は片麻痺患者Aが陸上歩行と水中ポールウォーキングを行った時の麻痺側腓腹筋の筋電図である．Aは左片麻痺があり，腓腹筋に痙縮を表す軽度の持続的筋放電が出現していた（図4-16，陸上・前，参照）．水中でははじめに補助者がポールウォーキングを補助し（図4-16，アシストあり），後半は単独でのポールウォーキング（図4-16，アシスト無し）が可能であった．この図に示した筋放電の様子から，水中に入る前の筋放電と，水中アシストありの筋放電が持続的で痙縮を表す放電が出現していたことが分かる．この持続的筋放電は，水中アシスト無しでは消失し，活動期と非活動期がはっきり判別できる放電様相に変調した．図4-16には示していないが，活動期は水中での立脚期に出現しており機能的要求に合致した活動であった．すなわち，WP中には痙縮に伴う筋放電が消失し，機能的な筋活動が可能となったことが明らかである．そして，30分程度WPを実施した後，再び陸上歩行を行っている時の筋放電も水中と同様な機能的放電が観察された．このことは痙縮の減少が陸上に戻っても依然として維持されていたことを示すものである．実際，Aは水中に入る前はほとんど自立歩行を行うことができなかったが，水中で30分程度ポールウォーキングを行い，その後陸上に戻ったところ，滑らかな歩行を行うことができた．これが可能となった背後には次のような神経学的機序を想定することができる

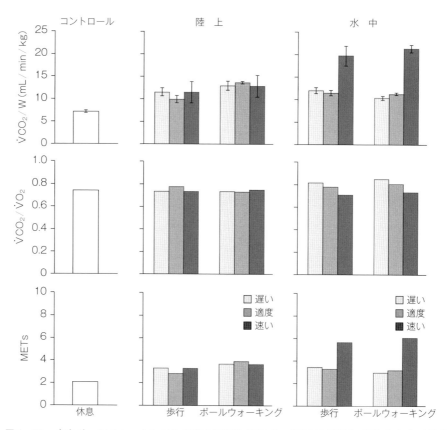

図4-15 水中ポールウォーキング中の酸素摂取量（$\dot{V}O_2$），呼吸商（$\dot{V}CO_2/\dot{V}O_2$）および代謝当量（METs）

（図4-17）．すなわち，ポールを使用することでこの患者において陸上では常に潜在的にあるいは意識下で存在する転倒に対する恐怖感（postural threat）が減少する．転倒への恐怖感は自律神経系に作用し脊髄反射を亢進する[58]．脊髄反射の亢進は片麻痺患者の多くが有する痙縮を強めるため，歩行時の下肢の動きを阻害する主要因となる．したがって，逆に転倒への恐怖感の軽減は最終的に痙縮を減弱するといえる．これに加えて，温水のリラクゼーション効果のため筋交感神経の活動が低減することが予想される．これらはいずれも痙縮の主要因である脊髄反射興奮性を低下させる効果があると考えられる[59]．したがって，水中ポールウォーキングは痙縮による筋の過緊張を軽減させ，関節の可動性を改善する効果があるといえ，陸上での歩行が困難な片麻痺患者などへの適応範囲は広い．

まとめ

本章では，神経損傷や疾患による歩行障害のための代表的なニューロリハビリテーションの方法である，免荷式トレッドミル歩行トレーニングと歩行用装具を用いた歩行トレーニング，水中歩行トレーニング，それぞれの理論と実践について紹

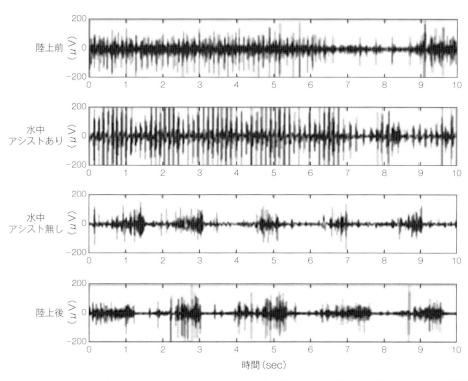

図4-16 痙縮がある片麻痺患者の陸上歩行，水中ボールウォーキング（WP），およびWP後の陸上歩行における腓腹筋筋電図

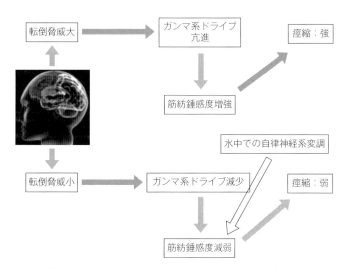

図4-17 水中ボールウォーキング時の痙縮減弱に関与する神経機序

介した．免荷式トレッドミル歩行トレーニングは，今後の神経科学の進歩やそれに伴うニューロリハビリテーション理論の再構成を受けて改善される発展途上の方法といえる．また，ロボット技術がすでに応用されているが，今後も新たな機器の登場とともにさらに精錬されるものと思われる．歩行用装具を用いた装具歩行も，ロボット技術の応用が最も期待される分野の1つである．自立歩行困難になった高齢

者の歩行を含め，新たな歩行支援ロボットの開発が待たれるところである．水の利点は本文中にも述べたとおりであり，水中環境を利用した新たなニューロリハビリテーションも近い将来登場する可能性があろう．

文献

1) Barbeau H, Rossignol S: Recovery of locomotion after chronic spinalization in the adult cat. Brain Res, 412: 84-95, 1987.
2) Hodgson JA, Roy RR, de Leon R, et al.: Can the mammalian lumbar spinal cord learn a motor task? Med Sci Sports Exerc, 26: 1491-1497, 1994.
3) Wernig A, Müller S, Nanassy A, et al.: Laufband therapy based on 'rules of spinal locomotion' is effective in spinal cord injured persons. Eur J Neurosci, 7: 823-829, 1995.
4) Dietz V, Colombo G, Jensen L: Locomotor activity in spinal man. Lancet, 344: 1260-1263, 1994.
5) Dietz V, Colombo G, Jensen L, et al.: Locomotor capacity of spinal cord in paraplegic patients. Ann Neurol, 37: 574-582, 1995.
6) Dobkin BH, Harkema S, Requejo P, et al.: Modulation of locomotor-like EMG activity in subjects with complete and incomplete spinal cord injury. J Neurol Rehabil, 9: 183-190, 1995.
7) Harkema SJ, Hurley SL, Patel UK, et al.: Human lumbosacral spinal cord interprets loading during stepping. J Neurophysiol, 77: 797-811, 1997.
8) Bunge RP, Puckett WR, Hiester ED: Observations on the pathology of several types of human spinal cord injury, with emphasis on the astrocyte response to penetrating injuries. Adv Neurol, 72: 305-315, 1997.
9) Dobkin B, Apple D, Barbeau H, et al.: Weight-supported treadmill vs over-ground training for walking after acute incomplete SCI. Neurology, 66: 484-493, 2006.
10) Muir GD, Steeves JD: Sensorimotor stimulation to improve locomotor recovery after spinal cord injury. Trends Neurosci, 20: 72-77, 1997.
11) Bareyre FM, Kerschensteiner M, Raineteau O, et al.: The injured spinal cord spontaneously forms a new intraspinal circuit in adult rats. Nat Neurosci, 7: 269-277, 2004.
12) Raineteau O, Schwab ME: Plasticity of motor systems after incomplete spinal cord injury. Nat Rev Neurosci, 2: 263-273, 2001.
13) Little JW, Ditunno JF Jr, Stiens SA, et al.: Incomplete spinal cord injury: neuronal mechanisms of motor recovery and hyperreflexia. Arch Phys Med Rehabil, 80: 587-599, 1999.
14) van Hedel HJ: Weight-supported treadmill versus over-ground training after spinal cord injury: from a physical therapist's point of view. Phys Ther, 86: 1444-1445; author reply 144-1447, 2006.
15) Dietz V: Good clinical practice in neurorehabilitation. Lancet Neurol, 5: 377-378, 2006.
16) Wolpaw JR: Treadmill training after spinal cord injury: good but not better. Neurology, 66: 466-467, 2006.
17) Wernig A: Weight-supported treadmill vs over-ground training for walking after acute incomplete SCI. Neurology, 67: 1900; author reply 1900, 2006.
18) Kojima N, Nakazawa K, Yamamoto SI, et al.: Phase-dependent electromyographic activity of the lower-limb muscles of a patient with clinically complete spinal cord injury during orthotic gait. Exp Brain Res, 120: 139-142, 1998.
19) Kojima N, Nakazawa K, Yano H: Effects of limb loading on the lower-limb electromyographic activity during orthotic locomotion in a paraplegic patient. Neurosci Lett, 274: 211-213, 1999.
20) Nakazawa K, Kakihana W, Kawashima N, et al.: Induction of locomotor-like EMG activity in paraplegic persons by orthotic gait training. Exp Brain Res, 157: 117-123, 2004.
21) Winchester P, McColl R, Querry R, et al.: Changes in supraspinal activation patterns

following robotic locomotor therapy in motor-incomplete spinal cord injury. Neurorehabil Neural Repair, 19: 313-324, 2005.
22) Wirz M, Zemon DH, Rupp R, et al.: Effectiveness of automated locomotor training in patients with chronic incomplete spinal cord injury: a multicenter trial. Arch Phys Med Rehabil, 86: 672–680, 2005.
23) Benito-Penalva J, Edwards DJ, Opisso E, et al.: Gait training in human spinal cord injury using electromechanical systems: effect of device type and patient characteristics. Arch Phys Med Rehabil, 93: 404–412, 2012.
24) Knikou M: Functional reorganization of soleus H-reflex modulation during stepping after robotic-assisted step training in people with complete and incomplete spinal cord injury. Exp Brain Res, 228: 279–296, 2013.
25) Kubota S, Nakata Y, Eguchi K, et al.: Feasibility of rehabilitation training with a newly developed wearable robot for patients with limited mobility. Arch Phys Med Rehabil, 94: 1080–1087, 2013.
26) Kamibayashi K, Nakajima T, Takahashi M, et al.: Facilitation of corticospinal excitability in the tibialis anterior muscle during robot-assisted passive stepping in humans. Eur J Neurosci, 30: 100–109, 2009.
27) Thomas SL, Gorassini MA: Increases in corticospinal tract function by treadmill training after incomplete spinal cord injury. J Neurophysiol, 94: 2844–2855, 2005.
28) Lotze M, Braun C, Birbaumer N, et al.: Motor learning elicited by voluntary drive. Brain, 126: 866–872, 2003.
29) Klose KJ, Jacobs PL, Broton JG, et al.: Evaluation of a training program for persons with SCI paraplegia using the Parastep 1 ambulation system: part 1. Ambulation performance and anthropometric measures. Arch Phys Med Rehabil, 78: 789–793, 1997.
30) Hirokawa S, Grimm M, Le T, et al.: Energy consumption in paraplegic ambulation using the recprocating gait orthosis and electric stimulation on the thigh muscles. Arch Phys Med Rehabil, 71: 687–694, 1990.
31) Nene AV, Hermens HJ, Zilvold G: Paraplegic locomotion: a review. Spinal Cord, 34: 507–524, 1996.
32) de Bruin ED, Frey-Rindova P, Herzog RE, et al.: Changes of tibia bone properties after spinal cord injury: effects of early intervention. Arch Phys Med Rehabil, 80: 214–220, 1999.
33) 河島則天, 中澤公孝, 岩谷　力：脊髄損傷者の健康維持・増進のための立位歩行訓練. 脊椎脊髄ジャーナル, 17：1043-1050, 2004.
34) Hopman MT, Nommensen E, van Asten WN, et al.: Properties of the venous vascular system in the lower extremities of individuals with paraplegia. Paraplegia, 32: 810–816, 1994.
35) Olive JL, McCully KK, Dudley GA: Blood flow response in individuals with incomplete spinal cord injuries. Spinal Cord, 40: 639–645, 2002
36) Nash MS, Bilsker MS, Kearney HM, et al.: Effects of electrically-stimulated exercise and passive motion on echocardiographically-derived wall motion and cardiodynamic function in tetraplegic persons. Paraplegia, 33: 80–89, 1995.
37) Kawashima N, Nakazawa K, Akai M: Muscle oxygenation of the paralyzed lower limb in spinal cord-injured persons. Med Sci Sports Exerc, 37: 915–921, 2005.
38) Giannantoni A, Di Stasi SM, Scivoletto G, et al.: Urodynamics in spinal cord injured patients walking with reciprocating gait orthosis. J Urol, 164: 115–117, 2000.
39) Kawashima N, Nakazawa K, Ishii N, et al.: Potential impact of orthotic gait exercise on natural killer cell activities in thoracic level of spinal cord-injured patients. Spinal Cord, 42: 420–424, 2004.
40) Janssen TW, van Oers CA, Rozendaal EP, et al.: Changes in physical strain and physical capacity in men with spinal cord injuries. Med Sci Sports Exerc, 28: 551–559, 1996.
41) Washburn RA, Figoni SF: High density lipoprotein cholesterol in individuals with spinal cord injury: the potential role of physical activity. Spinal Cord, 37: 685–695, 1999.

42) Kjaer M, Dela F, Sørensen FB, et al.: Fatty acid kinetics and carbohydrate metabolism during electrical exercise in spinal cord-injured humans. Am J Physiol Regul Integr Comp Physiol, 281: R1492-R1498, 2001.
43) 万木良平：環境適応の生理衛生学．朝倉書店，1987．
44) Arborelius M Jr, Ballidin UI, Lilja B, et al.: Hemodynamic changes in man during immersion with the head above water. Aerosp Med, 43: 592-598, 1972.
45) Choukroun ML, Varene P: Adjustments in oxygen transport during head-out immersion in water at different temperatures. J Appl Physiol, 68: 1475-1480, 1990.
46) 児玉和夫，覚張秀樹：発達障害児の水泳療法と指導の実際．医歯薬出版，1992．
47) Yu E, Kitagawa K, Mutoh Y, et al.: Cardiorespiratory responses to walking in water. In: Miyashita M, et al.（Eds）, Medicine and Science in Aquatic Sports, pp35-41, Karger, 1994.
48) McArdle WD, Magel JR, Lesmes GR, et al.: Metabolic and cardiovascular adjustment to work in air and water at 18, 25, and 33 degrees C. J Appl Physiol, 40: 85-90, 1976.
49) Evans BW, Cureton KJ, Purvis JW, et al.: Metabolic and circulatory responses to walking and jogging in water. Res Q, 49: 442-449, 1978.
50) Svedenhag J, Seger J: Running on land and in water: comparative exercise physiology. Med Sci Sport Exerc, 24: 1155-1160, 1992.
51) Butts NK, Tucker M, Smith R, et al.: Maximal responses to treadmill and deep water running in high school female cross country runners. Res Q Exerc Sport, 62: 236-239, 1991.
52) Ritchie SE, Hopkins WG: The intensity of exercise in deep-water running. Int J Sports Med, 12: 27-29, 1991.
53) Yamaji K, Greenley M, Northey DR, et al.: Oxygen uptake and heart rate responses to treadmill and water running. Can J Sport Sci, 15: 96-98, 1990.
54) Sheldahl LM, Tristani FE, Clifford PS, et al.: Effect of head-out water immersion on cardiorespiratory response to dynamic exercise. J Am Coll Cardiol, 10: 1254-1258, 1987.
55) Nakazawa K, Yano H, Miyoshi M, et al.: Ground reaction forces during walking in water. In: Miyashita M, et al.（Eds）, Medicine and Science in Aquatic Sports, pp28-34, Karger, 1994.
56) Miyoshi T, Shirota T, Yamamoto S, et al.: Effect of the walking speed to the lower limb joint angular displacements, joint moments and ground reaction forces during walking in water. Disabil Rehabil, 26: 724-732, 2004.
57) Nakazawa K, Yamamoto S, Yano H, et al.: Muscle activation patterns during walking in water. In: Taguch K, et al.（Eds）, Vestibular and Neural Front, pp255-258, Elsevier Science, 1994.
58) Horslen BC, Murnaghan CD, Inglis JT, et al.: Effects of postural threat on spinal stretch reflexes: evidence for increased muscle spindle sensitivity? J Neurophysiol, 110: 899-906, 2013.
59) Kamibayashi K, Nakazawa K, Ogata H, et al.: Invariable H-reflex and sustained facilitation of stretch reflex with heightened sympathetic outflow. J Electromyogr Kinesiol, 19: 1053-1060, 2009.

Coffee break 6：文武両道

　文武両道，これは今日の日本社会，日本の教育界において実現可能であろうか？　文とは脳の認知能力の教育であって，日本では最終的に大学入学試験に課される科目の偏差値を最大化することが目標となる．東大に入学するためには，小学校期，極端な場合には幼児期からの徹底した受験勉強を続けることが効果的とされ，塾などに多くの教育費を投入し通常の学校教育以上の，受験に特化した勉強が行われる．今や，親の経済力と子どもの学力に相関関係が認められている事実は，教育に多くのお金を投入できるか否かが子どもの学力を左右する状況にあることを示している．そして，多くの私立学校が高い偏差値の大学に入れるための特別進学コースを設けるなどして大学進学実績を作ることに躍起となり，一方で，スポーツコースあるいはそれに類するコースを設けて，高校野球など人気スポーツの成績を上げて学校の知名度やイメージの高揚を狙う．それによってスポーツが強く，大学進学にも強い"文武両道"の学校イメージを作るのである．しかし，その実態は言うまでもなく"文武別道"である．つまり学業で勝つためには，それに専念する必要があり，スポーツで勝つためにはやはりそれに専念する必要があるということである．高校野球に目を向けてみよう．関東の首都圏，あるいは大阪などいわゆる関西の野球強豪圏において，公立高校が甲子園に出場することは極めて稀になった．それは，公立高校において野球専門の高校生を得ることは制度上困難だからである．春の甲子園において，2001年に始まった推薦枠（21世紀枠）とは，この傾向故に出場がままならなくなった高校でも"がんばっている"高校にチャンスを与えるためにできた制度ではないか．軍司（高校野球裏ビジネス，筑摩書房：2008年刊）によれば，有力中学野球選手を有力野球校に斡旋するブローカーが存在し，多くの裏金が動いている実態すらあるという．東北地方の新興私立高校が多くの関西出身選手を軸に甲子園に出場すると話題になったり，あるいは各都道府県代表校に地元選手がどれだけいるかを一覧表にしてメディアが出すことがあったり，野球専門高校生の存在は今や多くの人の知るところとなった．彼らは学校の広告塔である．大学スポーツでは箱根駅伝が大学名を売る最高の舞台とされる．大学の命運をかけて有力コーチ，有力選手を集め，箱根駅伝で名を売る大学があることは有名な話であろう．それら学校の広告塔たる選手は文武両道を求められているのであろうか．六大学野球の東大以外の大学は，野球専門高校生を積極的に入部させている．最近では立教大学もスポーツ関連学科を設置し，スポーツ専門高校生の受け皿を作った．そして有力野球専門学生を積極的に入学させるようになり，もはや東大がたまに勝てる相手ではなくなった．一方，東大は学業とスポーツを両極とするなら，学業に特化した教育を受けてきた学生が大半であり，そもそももう一方の極であるスポーツ専門高校生だった者は皆無である．つまり，東大野球部の弱さは，日本の学校スポーツ，学校教育が抱えるいびつな構造を表す象徴的現象であろう．

Coffee break 7：
日本の伝統的スポーツ文化の疲弊

　桑田真澄（新野球を学問する：新潮社，2013年刊）によれば，日本の野球界は第二次大戦を境に，精神論，根性論を貴ぶ独自の野球道なる文化を築いてきた．練習中の飲水の禁止や体罰，極端な先輩後輩関係などは，戦時中の軍隊の訓練の影響を多分に受けたことによる慣習だという．また興味深いことに，戦時中，飛田穂洲（日本の学生野球の父）が敵国スポーツである野球禁止を免れるために，野球の練習が兵士の養成にも通じるとことさら強調したことが，戦後も引き継がれ，独特の野球道を形成することにつながったという．このような野球道に代表される，日本のスポーツ独特の求道的精神は，時代背景が異なる現在において，もはやその教育的価値は薄いと言わざるを得ない．大阪での不幸な事件を発端にメディアを賑わせた日本スポーツ界の体罰問題は，もはや人々の関心を引き寄せるものではないかもしれないが，依然として深くはびこる時代錯誤の象徴的悪習であろう．スポーツに求道的精神を求めた時代はもはや彼方向こうの時代であって，科学技術が飛躍的に発達した現代において科学的根拠に基づいた合理的練習がごく一般的になって当然であり，それを指導することができる指導者の育成が急務である．精神鍛錬を重んじた非合理的練習が多くの中学生，高校生のスポーツ障害の誘因となっていることはスポーツ医学会が憂慮し，幾度となく提言という形で指導者資格制度の整備の必要性を訴えている．また身体的障害とともに見逃せないのが心理的障害であり，多くの大学で，いわゆる体育会の部活には所属せず，サークルなど同好会的組織でのスポーツを楽しみたい，という学生たちが多数存在することは，大学生が軟弱化しているというより大学入学前の部活でのスポーツ活動が不当に厳しすぎたことに対する反動とはいえないだろうか．すなわち，20歳前後の多くの若者が非合理的練習によるスポーツ障害や精神的ダメージによって，若くして自身の競技パフォーマンスを高める機会や意欲を失っているということではないか．このような現在の学生スポーツを取り巻く状況は，この国のスポーツ文化が疲弊し，衰退の道に入っていることを表しているように感じられるのである．加えて，上記した勉強に専念する子どもとスポーツに専念する子どもの二極化は，我が国の競技スポーツレベルを将来的に低迷させる要因となりうるばかりか，生涯にわたってスポーツや健康目的の運動に取り組むための素地が無い多くの高齢者を生むことにつながろう．

第5章

高齢者・障害者の健康・体力の保持増進と運動

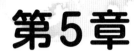

前章まで，歩行のニューロリハビリテーションに関連する理論と実際について述べてきた．本章では，QOLや健康・体力保持の観点から高齢者や障害者にとっての歩行（あるいは他の有酸素的運動）の意義についてまとめてみる．まず前半では，高齢者の認知機能と歩行との関係に関する最近の話題をまとめる．この面の研究は，アルツハイマー病やパーキンソン病による歩行障害のニューロリハビリテーションとも緊密に関係しており，新しいニューロリハビリテーション戦略の開発とも関連している．そして後半では，障害者の健康・体力保持の問題を取り上げる．

　"身体の一部に障害がある人々の体力や健康の保持"は，早急な対応を要するきわめて重要な問題と著者は考えている．本文中でも述べたが，著者らは脊髄損傷者の装具を用いた歩行トレーニングやトレッドミル歩行トレーニングなどに取り組む中で，それらがいかに切実な問題であるかを実感した．確実に高齢者人口が増加するわが国の現状をみた時，障害のある人のみならず，身体機能が低下した高齢者の健康・体力を保持し，QOLをいかに高めるかは，喫緊の行政課題になると思われる．そのような問題意識の下，多くの人にこの問題に眼を向けてほしいという理由から，高齢者や障害者の健康・体力保持と運動について，本章で取り上げることにした．

1. 加齢と歩行の変化

　ここではまず加齢に伴う歩行の変化について，最近の認知機能と歩容の関係に関する話題を中心に概観する．

　いうまでもなく，加齢に伴って身体の諸種運動機能は減退する．中でも歩行能力は高齢になると，筋力や平衡機能などの体力因子との相関が高くなり，また，生活機能や後で述べる認知能力などとも強い関連性をもつことが明らかとなってきた．つまり，高齢者の歩行能力を調べることで，生活能力や認知機能などをある程度予測することができるといえる．

　加齢に伴う歩行能力の変化の中で，最も著明に現れるのは歩行速度の減退である．カナダで行われた19歳から102歳までの大規模な歩行能力調査によると，歩行速度は62歳を過ぎると急激に低下する（図5-1）[1]．その低下率は，62歳まで10年間で1〜2％程度であるのに対し，それ以降は，男性で約16％，女性では12.4％の低下がみられたという．このような加齢に伴う歩行速度の低下には，下肢筋力をはじめとするさまざまな身体機能の低下が影響していることは明らかである．この加齢に伴う身体諸機能の全般的な低下は，特に高齢期においてさまざまな現象として出現し，それらは老年症候群と呼ばれる．鈴木[2]は，この老年症候群（転倒，尿失禁，低栄養，うつ）と歩行速度との興味深い関係を示している（図5-2）．それによると，高齢者の通常歩行速度を4つに分けてみると，最も遅い毎秒約1m以下の歩行速度の者では，その約46％が複数の老年症候群を有していたという．上記の老年症候群は要介護状態につながることから，そのリスクを把握する上でも歩行速度の

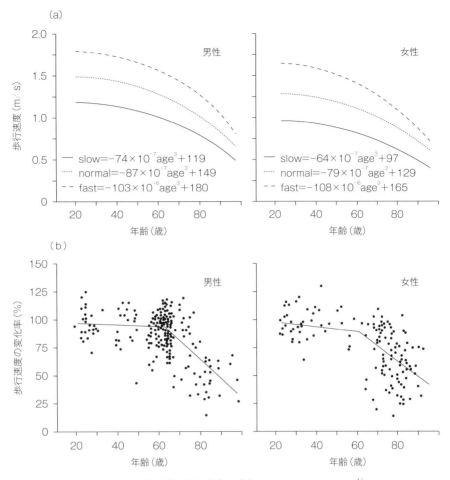

図5-1 加齢に伴う歩行速度の減少 (Himann, et al., 1988[1])
(a) 年齢と歩行速度の関係, (b) 20歳の平均値を100％とした時の年齢と歩行速度(％)の関係

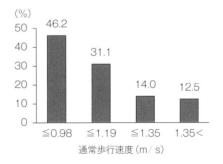

図5-2 歩行速度と老年症候群（複数）を有する者の割合 (鈴木, 2009[2])

測定が有効であることがわかる.

1）認知機能と歩行

　高齢者の歩行障害は要介護による施設入所や死につながる．Vergheseら[3]は，70歳から99歳の地域在住高齢者488名を対象に，歩行障害と施設入所，死亡時期との関係を調べ，歩行障害を有する高齢者の施設入所や死亡リスクが有意に高いことを報告した．特に中等度（moderate）から重度（severe）の歩行障害は，軽度（mild）に比べて施設入所や死亡との関係が一層強かったという．彼らはまた，75歳以上で認知症症状のない高齢者422名を対象とし，歩行障害と認知症の発現との関係を縦断的に調べている．その結果，神経学的歩行障害（パーキンソン病や小脳疾患など神経系の疾患に起因する歩行障害）を有する高齢者は，後に認知症，特にアルツハイマー病以外の原因で発症する認知症に至る確率が有意に高いことが明らかとなった．すなわち，調査時点で認知症症状がなくても，何らかの神経学的な歩行異常があると後に認知症症状，特にアルツハイマー病以外の原因による認知症に至る可能性が高いといえる．

　認知障害が歩行や立位バランス能力の低下，転倒リスク増大と関連することは従来から指摘されてきたところである．たとえば，アルツハイマー病患者の歩行や姿勢バランスの特徴として，歩行速度が遅いこと，歩行周期の変動が大きいこと，姿勢動揺が大きいこと，外乱に対する姿勢の安定化が困難なことなどが報告されている[4,5]．また，高齢者の認知機能と転倒リスクとの関係を8年に及ぶ追跡調査により調べた研究では，調査開始時の知能検査（mini mental state examination）の得点から，転倒の確率が予測可能であることがわかった．さらに縦断的な追跡調査によって，言語能力，処理スピード，短期記憶の低下が転倒と関連することが明らかとなった．

　このように，脳の認知機能と歩行や立位姿勢制御には，緊密な関係がある．この点に焦点を当てた近年の二重課題負荷検査は，歩行中や立位姿勢中に認知課題（簡単な引き算や言語課題）を与えることで，運動系に生じる影響を調べるものである．二重課題を用いる検査は，「もし歩行や姿勢制御が認知機能を司る脳の領域を共有するならば，新たに負荷した認知課題によって，どちらか一方あるいは両者の遂行能力が低下するはず」との仮説に立脚している．

　端的な例として，最も簡単な二重課題負荷検査の"stop walking when talking"検査がある．この検査では，被検者が自然に歩いている時にエピソード記憶に関連するような何らかの質問を検者が投げかける．それに対して，被検者が答える時に立ち止まってしまうかどうかを判定する．この検査は方法がきわめて簡単であり，病院の廊下などを利用して行うこともできることから，その実用性は高い．

　Lundin-Olssonら[6]によれば，この検査で立ち止まってしまう高齢者の転倒確率が高い．このような二重課題と転倒可能性に関しては，"timed up and go（TUG）"試験を水の入ったコップをもって行った時にパフォーマンスが落ちる人[7]や，言語

認知課題負荷で歩行速度が落ちる人などで近い将来の転倒確率が高いとの報告がある[8]．

近年，脳の画像化技術が発達したことから，加齢に伴う脳の構造上の変化と立位バランスや歩行失調との関係についても報告されている．加齢に伴って，大脳深部の白質にはさまざまな程度の虚血性病変が発現する．それらは頭部MRIのT2強調画像にて高信号として検出され，white matter hyperintensity（WMH）と呼ばれる．この白質の病変と認知機能の低下には，強い関連性があるとされる[9]．Whitmanら[10]は，74～88歳の健康な高齢者70名を対象に平均で4年間の間隔をあけ，頭部MRI画像を2回記録した．そして，歩行，立位バランス能力を測定するとともに，毎年転倒について聞き取り調査を行った．その結果，白質病変の量とバランス，歩行能力，転倒との間に関連性が認められ，白質病変の進行が認知機能の低下とともに，バランス・歩行能力の低下や転倒とも関連することが明らかとなった．

以上，近年の認知機能と姿勢・歩行失調との関連に関する研究は，これらが緊密な関係にあることを示している．今後，これらの関係の背後にある神経生理学的機序の詳細が明らかになることで，加齢に伴う認知症や転倒の増加を根本的に解決する画期的な方法が見出されることが期待される．

2）歩行が脳に与える影響

一般に有酸素性運動は全身の循環系を刺激し，各組織の酸素供給能を維持・向上させるのに有効である．近年，歩行のような有酸素性運動が脳の高次機能の改善や低下抑止にも効果があることが明らかとなってきた．ここでは有酸素性運動が，脳の構造や認知機能に与える効果を調べた近年の研究についてまとめる．

動物実験では以前から，ランニングホイールなどの運動器具がある環境で育った動物の方が，それらがない環境で育った動物に比べて，神経系の発育に優れ，学習や記憶に関連する神経機能にも優れることが知られていた．マウスを用いた空間学習の実験では，運動をよく行っている群の方が学習パフォーマンスに優れるとの報告がある．

たとえば，マウスなど小動物用に開発されたMorris water mazeというユニークな学習試験がある．この試験では，不透明なプールの中の任意の場所にプラットフォームが隠されている．そのプラットフォームは水面のすぐ下にあるが，動物にはみえない．動物はプールのいろいろな場所に放たれるが，やがてプラットフォームの位置を覚える．この課題を用いた実験で，運動をよく行っている動物の方が，空間記憶に優れることが示されている[11]．同様に，高齢マウスにおいても運動をよく行っているマウスの方がこのパフォーマンスが高いことが報告されている．これらの報告は，行動学的研究において，運動が認知機能に正の効果を与えることを示したといえる．

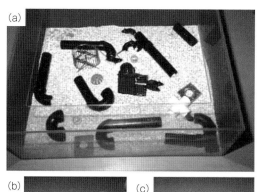
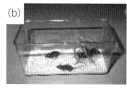
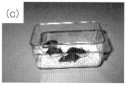

図5-3 ラットが飼育された3種類の異なる環境（van Praag, et al., 1999[12]）
（a）最も刺激が多い環境（豊富な社会的交流（14匹のラット），おもちゃやトンネル，ランニングホイールなどを配備），（b）ランニングホイールのみのケージ，（c）標準的なケージ

　脳の中でも海馬に対する運動の効果は，最もよく調べられている．海馬は記憶に関連する部位であり，アルツハイマー病で細胞数が著しく減少することや，この部位の障害により認知機能が損なわれることが知られている．動物を用いた実験から，運動によって海馬の神経細胞生成が促進することが示されている．

　たとえば，van Praagら[12]は，図5-3のような種々異なる環境にマウスをおき，海馬歯状回の神経細胞生成に対する運動の効果を調べた．従来から図5-3Aのようなさまざまな刺激がある環境で飼育されたマウスでは，海馬歯状回の神経細胞新生が活発であることは知られていた．しかし彼らの実験では，さまざまな刺激の中でもランニングホイールのような運動刺激が最も有効であることを示した．

　続いて彼らのグループは，高齢マウスでも運動を活発に行うと海馬歯状回の新生細胞の数が増加することを認めた[13]．このことから，高齢マウスでも運動によって認知機能が促進され，それは海馬の細胞増殖と関連する可能性が示唆された．

　動物実験においては，これらの他にも，運動によって海馬の脳由来神経栄養因子（brain derived neurotrophic factor：BDNF）のタンパク質レベルやメッセンジャーRNAが増加すること[14〜16]，長期増強やシナプス可塑性を増進すること[17,18]など多くの報告がある．ヒトを対象とした研究では，Ericksonら[19]が高齢者において，有酸素性運動能力と海馬の大きさに正の相関があったことを報告している（図5-4）．この結果は次のように解釈することができる．まず，高齢者において歩行のような有酸素性運動を習慣的に行っている人の方が，最大酸素摂取量などで評価される有酸素性運動能力が高いと考えられる．よって，日常的に有酸素性運動を行う

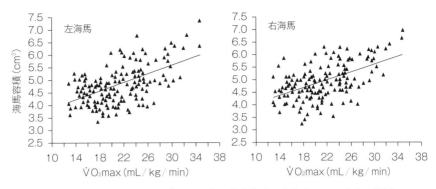

図5-4　最大酸素摂取量（$\dot{V}O_2$max）と左右海馬の容積（volume）との関係
（n＝165，59-81歳）（Erickson, et al., 2009[19]）

機会が多く，その能力が維持されている高齢者の方が，海馬の大きさの萎縮も少なく保たれていると予想できる．一般に有酸素性運動は呼吸循環系を刺激し，末梢循環など組織の血液循環系の機能を保持・向上させる効果がある．脳の血液循環も有酸素性運動によって促進されることが予想され，それが海馬の新生細胞数，ひいては容積と関連したと考えられている[19]．

　海馬に限らず，ヒトの高次脳機能と有酸素性運動との関連に関する研究は近年活発に行われている．Hillmanら[20]は，子ども（平均年齢9.5歳，n＝20）を対象として，トレッドミル上での20分間の歩行（推定最大心拍数の60％程度の負荷）を行わせ，その後，認知機能検査を行った．その結果，注意の認知的制御の改善や簡単な学業テスト（academic achievement test）の改善がみられた．彼らは，これは一過性の運動の効果を示したものであるが，健全な認知機能や学校の成績にも身体運動の効果があることを示唆する結果と考えている．高齢者のフィットネストレーニングと認知能力に関する報告のメタアナリシスにおいては，身体運動が諸種認知機能に正の効果を有することが報告されている[21]．

　さらに身体運動と学校の成績に関し，カリフォルニアで行われた調査でも興味深い結果が報告された[22]．この調査によると，数学のテスト成績と文章読解のテスト成績は，それぞれ持久力テスト（20mシャトルラン）の結果と正の相関があった．Hillmanらは，この結果は神経学的に根拠があるとして次のような説明を試みている．まず脳の神経機能解剖学的研究から，文章読解では前頭前皮質や帯状皮質，数学的計算課題では両側の頭頂間溝などの活動が増大することがわかっている．子どもにおいてはとりわけ，計算時に右側の背外側前頭前皮質（dorsolateral prefrontal cortex：DLPFC）が用いられることも知られている．すなわち，子どもにおいては，文章読解時も計算時も前頭頭頂（frontoparietal）神経ネットワークの活動レベルが増大する．前頭頭頂ネットワークは，フィットネスとも関係付けられてきた部位である．おそらく，特に持久的運動は前頭頭頂領域の血流も促進するなど，この領域

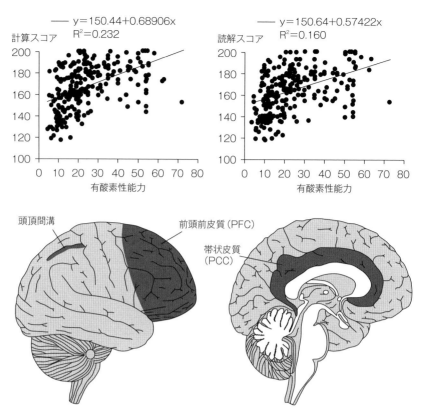

図5-5 有酸素性能力の向上は計算や文章読解に正の効果をもたらす（Hillman, et al., 2008[22]）

の活動を高め，そのことが計算や文章読解の成績に正の効果をもたらす可能性があると考えられる（図5-5）[22]．

近年，アルツハイマー病の危険因子とされるアポリポプロテインE4（apolipoprotein-E4：ApoE4）保有者を対象として，運動の効果を探る研究も行われるようになった．Schuitら[23]は，347名の高齢男性（平均年齢74.6歳）を対象とした調査から，ApoE4保有者にとって，運動習慣は非保有者以上に認知機能低下抑止に効果があると結論付けた．ApoE4保有の高齢女性を対象とした調査では，有酸素性体力と記憶や遂行能力に正の相関があることが報告されている[24]．

さらに，ApoE4保有者と非保有者を対象とした作業記憶能力と運動習慣との関係を調べた研究では，保有者において運動習慣の影響が強く現れた．すなわち，保有者では日常の身体活動レベルが低いと認知能力の低下が顕著となる傾向が示唆された．しかし，介入研究では記憶機能の低下がみられるApoE4保有者に対しては，運動の効果が低いことも報告されており，今後さらに研究される必要がある[25]．

2．障害者の健康維持の問題

身体の一部に障害があると，日常の身体活動量とそれに伴う消費エネルギーが低

下し，慢性的ないわゆる"運動不足"の状態に陥りやすい．たとえば，脊髄損傷者の場合，完全麻痺であれば損傷部以下の神経が支配する領域は不使用状態となり，それを放置するとさまざまな廃用性症候群が出現しやすくなる．さらには，麻痺領域のみならず，それが引き金となって全身性の二次的な障害を引き起こすリスクも高くなる．一次的障害の医学的な管理が進歩した今日にあっては，そのような管理が後れていた時代に比べ，障害者が障害とともに生きる期間が格段に延長したといえる．しかしながら，それとともに障害者の生活習慣病や二次的障害の問題など，障害者の寿命が短かった時代には顕在化しなかった新たな問題が浮き彫りとなってきたのである．

慢性的な運動不足がもたらす種々の悪影響は，ベッドレスト（長期臥床）やギプスによる不動化を用いた研究で明らかにされてきた．麻痺による四肢の不使用は，その部位ばかりか全身の状態に影響を及ぼす．したがって，身体に障害がある人にとって，健康・体力の保持増進を目的とした身体運動の必要性は健常者以上に高いといえる．事実，身体の一部に障害があると日常の身体活動量や基礎代謝の低下を来し，健常者に比べて，冠動脈疾患や耐糖能異常を起こしやすいことが指摘されている[26]．

このようにみてくると，身体の一部に障害がある人々にとっては，適度な身体運動量の確保が生理学的に不可欠といえる．しかしながら，わが国においては，障害者が健常者とともに身体運動を行う施設などの場が十分に整備されていないこと，障害に関する医学的知識をもった運動指導の専門家が不足していること等があって，障害者の健康管理のための社会的取り組みは未だ遅れている感が否めない．

1）障害者の生活習慣病・二次的障害の実態

身体の一部に障害があると，それが引き金になって種々の身体的不調につながるリスクが大きくなる．Rimmerら[27]は障害があるためにエネルギー消費量が低下し，その結果として諸種身体の不調が生じることを，disability-associated low energy expenditure deconditioning syndrome, DALEEDSと定義した（図5-6）．DALEEDSは障害者の生活習慣病や二次的障害を含む広い概念といえる．それでは，わが国における障害者の生活習慣病や二次的障害は，実際のところどのような状況にあるのだろうか．佐久間ら[28]は，"脊髄損傷者の生活習慣病・二次的障害予防のための適切な運動処方・生活指導に関する研究"と題したアンケート調査，臨床検査，トレーニング実験を3カ年にわたって行った．

その報告書によると，まず初年度に脊髄損傷者の生活習慣病・二次的障害の実態調査をアンケート調査により行っている．アンケートは995名の脊髄損傷者から回答が得られるという大規模なものであった．その結果，"二次的障害とともに生活習慣病の合併が多く，食事や運動など生活スタイルにも問題のある例が多い実態が

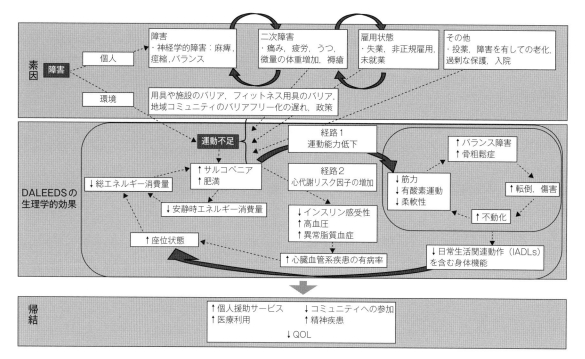

図5-6　障害に起因する低エネルギー症候に関連する要素とその関係を説明する模式図（Rimmer, et al., 2012[27]）
DALEEDS（disability-associated low energy expenditure deconditioning syndrome）

明らかになった"と報告されている．調査結果の中からいくつか特筆すべき結果をあげてみる．まず，"受傷・発症後の健康状態"については947名から回答が得られ，その内，「特に問題なく，健康である」と答えた者は328名，全体の約35％に過ぎなかった．その他の回答者は何らかの体調面の不具合を抱えており，特に「痛みやしびれがある」との回答は全体の67％（639名）に及んだ．日常の運動の有無に関しては，995名中42％（418名）が定期的に運動を行っていると答えた．しかしその内訳は，リハビリテーション目的が55％と最も多く，機能維持を目的とした運動療法的な運動を行っているものと推察された．運動をしていない人の理由は，「場所がない」「一人ではできない」が約30％を占め，運動が必要と感じてはいるものの，環境や施設面での制約のため，運動したくてもできない障害者が少なくとも3割程度はいることが明らかとなった．

佐久間らは続いて，102名の脊髄損傷者を対象として臨床検査を実施し，生活習慣病・二次的障害の実態調査を行った．その結果，CTを用いて計測した腹腔内脂肪面積の異常高値を被検者の40％に認めたほか，高脂血症40％，インスリン抵抗性28％，空腹時血糖高値12％など，生活習慣病あるいは生活習慣病予備群的異常を認めた．さらに，骨密度に関しては78％が低値を示すとともに，骨代謝マーカーの尿中NTx/Creatは79％の被検者が正常範囲から逸脱し，骨量減少リスク群，および骨折リスク群とみなされた．

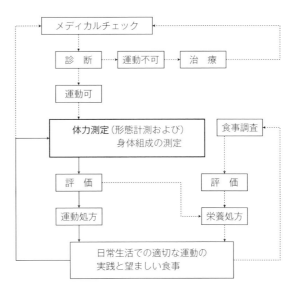

図5-7 健康や体力の保持増進を目的とした
一般的な運動指導の流れ(宮下, 1997[29])

　以上，脊髄損傷者を対象とした大規模調査によって，実際に多くの脊髄損傷者が生活習慣病，その予備群的異常あるいは二次的障害を有することが明らかとなった．それらの多くは一次的障害によって身体の活動性が低下したことに起因することから，その予防には適切な運動処方が必要と考えられる．

2) 障害がある人のための運動処方
　(1) 運動指導の流れ
　図5-7[29]に健康や体力の保持増進を目的とした一般的な運動指導の流れを示した．身体に障害のある人が対象となる場合には，メディカルチェックと対象者が保有する障害の評価と理解に特別な注意が必要となるが，その他は健常者が対象となる場合と大差ない．しかし，体力測定は健常者と同等の測定は困難な場合が多く，いかに体力を評価するかは障害がある人の運動処方における最大の課題の1つである．

　(2) 体力の測定と評価
　体力の定義とその評価に関しては国際的に定まったものはなく，さらに対象が障害を有する場合には，その測定と評価は一層困難となる．たとえば，脊髄損傷などのため下肢に運動麻痺がある人では，自転車エルゴメータやトレッドミルを用いた運動負荷試験を行うことができない．その代わりとして，上肢を使う腕エルゴメータがしばしば利用される．しかし，上肢を用いた運動負荷試験は呼吸循環系の十分な動員がなされないまま，むしろ上肢の筋力系の限界に依存するため，最大酸素摂

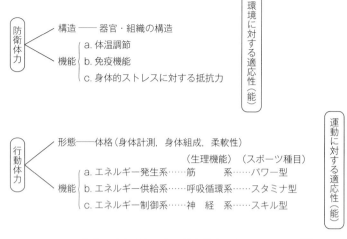

図5-8　身体に障害がある人の体力構成要素 (矢部, 1997[30])

取量などは過小評価されやすい．したがって，他の測定法を用いて得られた結果と比較する際には，この限界を踏まえておく必要がある．

(3) 体力測定項目の例

前述したように，体力の定義およびその評価方法に統一されたものは存在せず，実際には目的に応じて体力のとらえ方を変えざるを得ない．身体に障害がある人の体力測定への適用という立場からは，矢部[30]の整理の仕方が理解しやすい．図5-8[30]に矢部が示した体力の構成要素を示す．図5-9[31]は，身体障害のタイプに応じて体力を評価する方法を選択するフローチャートの例である．この図に示されているように，実際の評価には多種多様な方法があって，それらを対象の身体的状態に応じて選択せざるを得ない．

(4) 麻痺肢の他動運動の効果

脳卒中や脊髄損傷後に生じた身体の一部の麻痺は，その部位だけでなく全身性に二次的障害を来す間接的原因となる．それは，麻痺肢の不動化がさまざまな廃用性症候群を生み，それがやがて全身性に波及するからである．これを防ぐためには，適度な運動を定期的に行うことで，呼吸循環系を刺激し，身体予備能力を十分に確保しておくことが肝要である．

しかしいうまでもなく，麻痺肢を自分の力で動かすことは困難であり，麻痺肢がある人が行う運動は，動かすことが可能な身体部位のみを用いた運動となる．たとえば，対麻痺の人が運動を行う場合は通常，車椅子に乗って，あるいは座位での上肢のみを動かす運動となる．

著者らは，理学療法士やロボットが下肢のステッピングをアシストして行うトレッドミル歩行トレーニングにおいて，たとえ随意収縮が困難であっても，ステッピング中には下肢の筋に筋放電がみられることに着目した．下肢の麻痺領域に出現

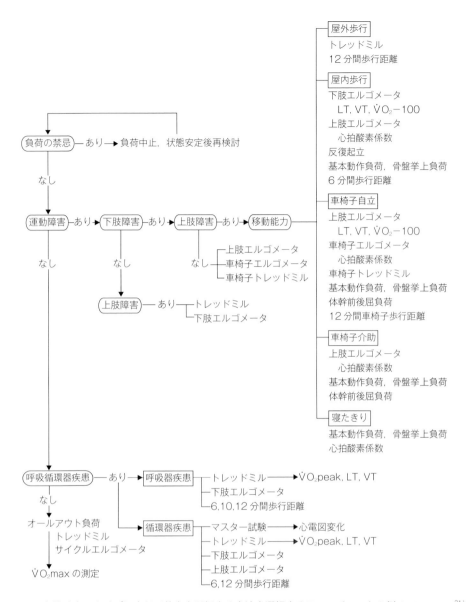

図5-9 身体障害のタイプに応じて体力を評価する方法を選択するフローチャートの例（里宇，2003[31]）

する筋放電は，他動的ステッピングによって生じた感覚情報が，脊髄に到達して反射性出力を誘発した結果生じる筋活動と考えることができる．もし，この反射性筋収縮が筋の代謝を亢進させ，ひいては筋血流の増減を引き起こすことができれば，当該筋の廃用性症候を防止し，全身性の二次的障害を予防する意味で重要と考えられる．

　このような視点から，著者らは，誘発された筋活動によって筋の酸素消費や血流に変化が生じるのかどうかを調べた[32]．この実験では，対麻痺者を装置で支えて立位とし，歩いている時のように下肢を動かした時の筋の活動状態を調べた．

第5章　高齢者・障害者の健康・体力の保持増進と運動　　161

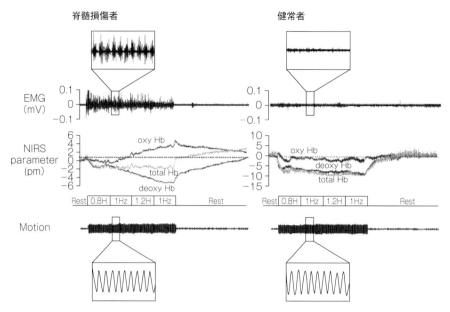

図5-10 受動運動中の筋電図(EMG),酸素化ヘモグロビン(oxy Hb),脱酸素化ヘモグロビン(deoxy Hb),総ヘモグロビン(total Hb)の各濃度変化(NIRS parameter),および股関節角度変化(Motion)(Kawashima, et al., 2005[32])
脊髄損傷者では運動中に筋放電が出現するとともに,NIRS parameter が変化している様子がわかる.

その結果,他動的な下肢の周期運動によって麻痺筋に筋活動が出現した(図5-10)[32].そして,その際の筋での酸素消費や血流量が促進していることが判明した.これらは,たとえ麻痺している下肢であっても,動かすことで血流や代謝を高めることができることを示している.麻痺している部分をそのままにしていると,廃用の影響が全身に及ぶ危険性が高い.

この実験の結果は,他動的な運動が麻痺領域の活動を亢進させることができることを示しており,廃用性の障害予防に他動運動も効果的であることを示唆するものである.

3) 各種障害とその運動指導

わが国において身体障害とは,身体障害者福祉法により,視覚障害,聴覚障害,平衡機能障害,音声・言語・咀嚼障害,肢体不自由,および内部障害の6種類を指すと定義されている.これはあくまで行政措置上必要な法的な定義であるが,本書ではこれらの中から,多様な障害を含む肢体不自由について解説する.

肢体不自由とは,上肢,下肢あるいは体幹の機能障害を指す.その原因となる疾患には,脊髄損傷,脳血管障害,脳性麻痺,脊髄性小児麻痺,骨関節疾患,等がある.以下に代表的疾患について,特に運動指導に関連する点として,体力テスト,運動方法を取り上げ,簡単に説明する.なお,体力テストに関しては,評価が難しい有

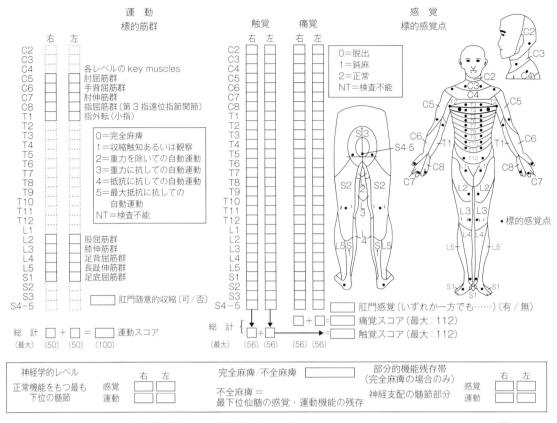

図5-11 脊髄損傷の神経学的および機能的国際評価表（American Spinal Injury Association, 1992[33]）

酸素性作業能テストを中心にまとめる．

(1) 脊髄損傷

脊髄損傷とは，脊椎の損傷に伴いその中心部に存在する脊髄に損傷が及んだ状態である．損傷した脊髄は非回復性であり，機能回復の程度は損傷の程度にもよるが，損傷前の状態に戻ることはほとんどない．残存機能の状態は，損傷部位（高位）と損傷の程度で大きく異なる．国際的には，アメリカ脊髄損傷協会（American Spinal Injury Association：ASIA）の基準（図5-11）[33]に従って判定されることが多い．一般的には完全損傷の場合，損傷した脊髄髄節以下の運動麻痺と知覚麻痺，排尿・排便障害が起こる．残存運動機能は，損傷髄節の高さ（高位）に応じて明瞭な差異が生じる．麻痺の程度は，完全麻痺と不完全麻痺に大別される．脊髄損傷には随伴する各種合併症があるので，運動を行う際には対象者の合併症の状況を把握しておくことが望ましい．中でも褥瘡，体温調節障害，起立性低血圧，自律神経過反射などには注意を要する．

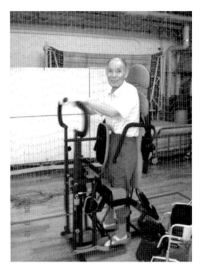

写真5-1 立位困難者用の立位型トレーニング機
（Easy Stander®, Altimate Medical, USA）

a．体力テスト

上肢機能が残存する脊髄損傷者では，腕エルゴメータや車椅子用トレッドミルを用いた有酸素性作業能テストを行うことができる．あるいは，対麻痺者でも立位でエクササイズを行えるトレーニング機（写真5-1）を用いれば，ある程度の上肢筋力が残存する頸髄損傷の体力テストも可能である．しかし，それ以上の高位頸髄損傷者に適用可能な有酸素性作業能のテスト法は，今のところ存在しない．

b．運動方法

有酸素性作業能のトレーニングには，自転車エルゴメータ，免荷装置付のトレッドミル，車椅子エルゴメータ，腕エルゴメータなどを用いたトレーニング，アクアエクササイズなどがある．表5-1[34]は，アメリカスポーツ医学会（ACSM）が示した脊髄損傷者用の運動プログラムの例である．ここにはいわゆる初級者と上級者のプログラム例が示されている．

(2) 脳血管障害

脳血管障害とは，脳梗塞や脳出血，くも膜下出血など脳の血管に起因する障害の総称である．特に脳虚血や脳出血など急激に症状が現れる病態を脳卒中と呼ぶ．後遺症として，片側の上下肢麻痺（片麻痺）とともに認知症や失語，性格の変化なども生じやすい．片麻痺には痙性麻痺と弛緩性麻痺の両タイプがある．一般に痙性片麻痺では上肢屈曲，下肢伸展の肢位が発現する．図5-12に典型的な片麻痺者の歩行パターンを示した．

片麻痺者は麻痺側下肢の体重支持が低下するため，バランスを崩しやすい．スポーツ場面などでの上肢動作時には，姿勢の安定化を図ることが困難である場合が多いので注意を要する．

a．体力テスト

下肢の機能が比較的良好な場合，トレッドミルや自転車エルゴメータを用いた有酸素性作業能テストが適用可能である．それらが困難な場合には，片側上肢エルゴメータを用いることもある．

b．運動方法

片麻痺者の場合，高血圧を合併していることや脳血流調節の障害を伴うことが多いので，血圧のコントロールには厳重な注意が必要である[35]．表5-2[34]にACSMが推奨する片麻痺者が安全にエクササイズを行うためのガイドラインを示した．効果的なエクササイズを行うためには運動を指導する側だけではなく，実践者側もエクササイズの重要性や安全管理に関して十分理解する必要がある．

表5-1 ACSMが推奨する脊髄損傷者用の運動プログラムの例
(アメリカスポーツ医学会, 2004[34])

構成要素	開始時（最低レベル）	上級者（最高レベル）
柔軟性		
方法	静的あるいは動的ストレッチング, 起立台	パートナーストレッチング, PNFストレッチング（コントラクト, リラックスなど）, 起立台
関節運動	肩甲骨内転, 肩関節水平外転と伸展, 肘関節伸展, 股関節伸展, 膝部伸展, 足関節背屈	肩甲骨内転, 肩関節水平外転と伸展, 肘関節伸展, 股関節伸展, 膝部伸展, 足関節背屈
頻度	毎日	毎日2回
強度	中等度	中等度
時間	30秒/ストレッチ, 10分/セッション	30秒/ストレッチ, 30分/セッション
筋力		
方法	自動介助運動, ダンベル, リストウエイト, 自体重抵抗, エラスティックバンド/チューブ	レジスタンスマシン, バーベル, Smithマシン, メディシンボール, 高速アイソキネティクス, プライオメトリクス
筋群	肩甲骨下制筋群, 肘関節伸筋群, 広背筋など（可能であればすべての同神経支配筋群をバランスをとりながら）	肩甲骨下制筋群, 肘関節伸筋群, 広背筋など（可能であればすべての同神経支配筋群をバランスをとりながら）
頻度	2回/週	毎日
強度	15RM	1～10RM
時間	1セット×15繰り返し回数/エクササイズ×5エクササイズ	2～3セット×1～10繰り返し回数/エクササイズ×15エクササイズ
筋持久力		
方法	筋力の項目と同じ, アクアティックエクササイズ	筋力の項目と同じ, サーキットトレーニング, メディシンボール
筋群	筋力の項目と同じ	筋力の項目と同じ
頻度	2回/週	毎日
強度	中等度（RPE=4/11）	最大（RPE=10/11）
時間	5分/セッション	60分以上/セッション
有酸素/心肺能力		
方法	ウォーキング, 車椅子走行, 座位/立位エアロビクス, 腕/脚サイクリング, 水泳, ボート漕ぎ	速歩/ジョギング/車椅子走行, 腕/脚サイクリング, 水泳, 競走, ボート, スポーツ, インターバルトレーニング, ファルトレク（野外走）, 長距離走
頻度	2回/週	毎日1～2回
強度	中等度（RPE=3/11）	中等度～非常に強度（RPE3/11～10/11）
時間	5分/セッション	60分以上/セッション
協調性/スキル		
方法	スキル特異的	スキル特異的
頻度	毎日	2回/日
強度	低強度（疲労を避ける）	低強度（疲労を避ける）
時間	20分/セッション	60分以上/セッション

　片麻痺者のための有酸素性トレーニングには, 通常の自転車エルゴメータや背もたれ付の自転車エルゴメータ（リカンベント式）, トレッドミル歩行などがある. 筋力トレーニングは近年ではさまざまな機器が開発されている. 一般的にトレーニング効果を得るためにはオーバーロードの原則に従い, ある程度の負荷をかける必要がある. 片麻痺者の場合にはかなり筋力レベルが低いことも多く, その場合, 軽

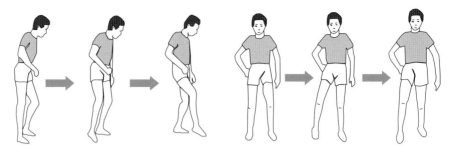

図5-12　片麻痺歩行

表5-2　ACSMが推奨する片麻痺者が安全にエクササイズを行うためのガイドライン
(アメリカスポーツ医学会，2004[34])

自身の無理のないレベルでエクササイズを行うようにしてください．
エクササイズ中運動中止のサインがあることも考えられます．

以下のサインが含まれます：
　ふらふらする感じ，あるいはめまい
　胸部圧迫感・胸部痛・締め付け・狭心症
　動悸あるいは不整脈
　運動増強が原因ではない突然の息切れ
　エクササイズ後数日にわたり持続する筋肉や関節の違和感あるいは痛み

これらの感覚を覚えた場合は主治医に連絡すること

以下に該当する場合，担当のインストラクターに連絡してください：
　薬が変わった場合
　次のような変化があった場合：
　　血圧の上昇あるいは変化，安静時心拍数の上昇あるいは変化（座位にて）もしくは心臓に関係
　　する諸症状
　　いかなる理由であっても入院した場合
　　かぜ/インフルエンザ
　　仕事や家庭での心理的ストレスあるいは不調があった場合
　　自身で重要と感じるあらゆる変化
　　いかなる理由であれ主治医にエクササイズを中止するようにいわれた場合

以上のサイン/徴候についていかなることも担当医に報告することが重要であることを理解しました．私は**担当のインストラクター，運動生理実践指導士**に連絡をとります．

患者サイン_____　日付_____
インストラクターサイン_____　日付_____

い負荷でも十分な改善が認められる．

（3）脳性麻痺

　旧厚生省脳性麻痺研究班の定義によれば，脳性麻痺（cerebral palsy：CP）とは「受胎から新生児期（生後4週以内）に生じる，脳の非進行性病変に基づく，永続的な，しかし変化しうる運動および姿勢の異常である」とされる．そして，「その症状は満2歳までに発現する．進行性疾患や，一過性の運動障害，または将来正常化するであろうと思われる運動発達遅延は除外する」とされている．脳性麻痺の原因

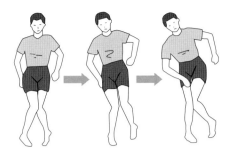

図5-13　痙直型対麻痺者の歩行

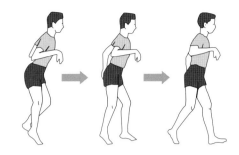

図5-14　痙直型片麻痺者の歩行

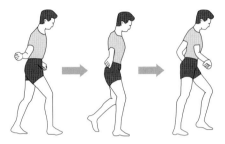

図5-15　アテトーゼ型脳性麻痺の歩行

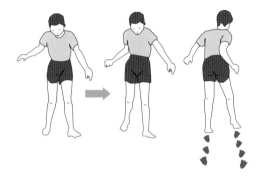

図5-16　失調型脳性麻痺の歩行

は，胎生期の感染症，遺伝子病，周生期の胎児無酸素症，出生後の脳炎，髄膜炎等，さまざまである．また，その病型は一般に，痙直型，アテトーゼ型，失調型，弛緩型，混合型の5種に分類され，それぞれに特徴的な運動障害を呈する（図5-13〜16参照）．

a．痙直型

痙攣型の麻痺（痙性麻痺）を主症状とする脳性麻痺．痙性麻痺の分布により，単麻痺（片側上肢あるいは下肢），対麻痺（両側下肢），片麻痺（片側上下肢），四肢麻痺（両側上下肢）などに分類される．成因は未熟児，仮死分娩，分娩外傷，頭部外傷，髄膜炎後遺症などである．主症状は，①伸展反射の亢進による陽性支持反射や折りたたみナイフ現象，②股関節内転筋群の痙縮による下肢交叉，内反尖足位，上肢屈曲位など，筋の痙縮による肢位異常である．

b．アテトーゼ型

筋緊張の変動や不随意運動を特徴とするタイプ．幼児期後半に定型的症状が出現し，麻痺の発現は四肢，特に上肢で著しく，体幹の座位安定性も遅れる．成因は一般に，仮死・黄疸による間脳障害とされる．

c．失調型

運動失調や筋緊張低下を特徴とする．成因は主として小脳障害である．小脳の障害部位によって症状は異なる．

d．弛緩型

筋緊張が異常に低く，そのため過関節可動性，共収縮不能などの症状が認められる．発達とともに，緊張性頸反射が次第に強くなり，通常アテトーゼ型・痙直型に発展していく．

抗重力位保持が困難なため，背臥位でいることが多く，上下肢は屈曲・外転・外旋位をとる，などの特徴がある．

e．混合型

上記各病型の症状が文字どおり混在するタイプを混合型と呼ぶ．最も一般的なのは，痙直型にアテトーゼ症状が加わったパターンとされる．

f．体力テスト

上記のごとく，脳性麻痺にはきわめて多様な症状があるため，単一のテスト法を適用することはできない．車椅子エルゴメータや腕エルゴメータは，歩行不能な脳性麻痺に適用される．しかし，回転速度の増加とともに痙性やアテトーゼが増強する場合があり，その場合運動遂行が困難となる．上下肢同時駆動型のリカンベント式エルゴメータ（例，NuStepTM Recumbent stepper）等が，そのようなタイプの脳性麻痺に有効とされる（ACSM）．歩行可能な脳性麻痺では，トレッドミルを用いたテストを適用することもある．

g．運動方法

脳性麻痺サッカーがパラリンピックの種目として存在することからも明らかなように，軽度の脳性麻痺では対麻痺などに比べて高度な運動技術の遂行も可能である．しかし，個々の症例には症状に大きなばらつきがあるため，個人の状態をよく見極めた上でのエクササイズプログラムの選択が必要である．たとえば，歩行可能な脳性麻痺ではトレッドミル歩行も可能であるが，底屈筋の痙性によって足背屈が制限される場合には速度の増加や傾斜の増加によって，つま先がベルトに引っかかる危険性も増大する．さまざまな個人の特性を本人，必要であれば家族，主治医などと連携をとって把握しておくことが望ましい．

4）Adapted Physical Activity, Adapted Sports

身体に障害がある人々の運動やスポーツのことを，かつては障害者体育，障害者スポーツなどと呼んでいた．しかし近年では，身体的な障害の有無ではなく，高齢者や妊婦など実施に際して特別な配慮を必要とする人々が対象となる身体運動やスポーツを総称して，adapted physical activity（APA）や adapted sports（AS）と呼ぶようになってきた．

ここでいう特別な配慮とは，実施者の身体的特性に合わせた（adapted）道具やルールの変更のことである．たとえば，車椅子バスケットボールで使用するコートやゴールの規格は健常者のバスケットボールと同一であるが，車椅子使用に合わせ

た独特のルールを設けている．第一に車椅子バスケットボールにはダブルドリブルのルールが適用されない．また，トラベリングは車椅子の車輪を3回以上押すことである．これらはすべて車椅子使用者に合わせた特別なルールといえる．このように，用具やルールを参加者の特性に合わせることで，スポーツや健康・体力の増進を目的とした運動への参加を容易にしようというのが，APAやASの理念である．

　米国のThe National Center on Physical Activity and Disability（NCPAD）によれば，米国の5人に1人が何らかの障害を抱え，それらの人々の健康管理と二次的障害防止が社会的に大きな課題となると指摘されている．前記したように，APAやASはわが国でいえば障害者手帳を有する障害者だけではなく，高齢者や妊婦などスポーツや身体運動を行う際に特別な配慮が必要な人々すべてが対象となる．高齢者人口が急激に増加しつつある今日，APAやASの領域はさらに大きく広がることが予想され，その意味でこれらの分野の指導者養成を急ぐ必要があろう．

まとめ

　本章では，高齢者や身体の一部に障害がある人が健康・体力を維持するため，あるいは二次的障害・生活習慣病を予防し，寝たきりにならないための運動の意義について説明した．加えて，実際の運動処方の流れについても，主要な障害の例について紹介した．本章のはじめに述べたように，この分野の重要性は今後一層高まることは必至である．臨床的には，健康・体力の保持増進を目的とした運動処方はまだ発展途上の感がある．今後関連する基礎研究が進み，この分野の理論的基盤が充実するとともに，より科学的根拠に則った運動処方理論の確立が望まれる．

文　献

1) Himann JE, Cunningham DA, Rechnitzer PA, et al.: Age-related changes in speed of walking. Med Sci Sports Exerc, 20: 161-166, 1988.
2) 鈴木隆雄：高齢者の身体特性．保健の科学，51：148-153，2009．
3) Verghese J, LeValley A, Hall CB, et al.: Epidemiology of gait disorders in community-residing older adults. J Am Geriatr Soc, 54: 255-261, 2006.
4) Visser H: Gait and balance in senile dementia of Alzheimer's type. Age Ageing, 12: 296-301, 1983.
5) Alexander NB, Mollo JM, Giordani B, et al.: Maintenance of balance, gait patterns, and obstacle clearance in Alzheimer's disease. Neurology, 45: 908-914, 1995.
6) Lundin-Olsson L, Nyberg L, Gustafson Y: "Stops walking when talking" as a predictor of falls in elderly people. Lancet, 349: 617, 1997.
7) Lundin-Olsson L, Nyberg L, Gustafson Y: Attention, frailty, and falls: the effect of a manual task on basic mobility. J Am Geriatr Soc, 46: 758-761, 1998.
8) Verghese J, Buschke H, Viola L, et al.: Validity of divided attention tasks in predicting falls in older individuals: a preliminary study. J Am Geriatr Soc, 50: 1572-1576, 2002.
9) de Groot JC, de Leeuw FE, Oudkerk M, et al.: Cerebral white matter lesions and cognitive function: the Rotterdam Scan Study. Ann Neurol, 47: 145-151, 2000.
10) Whitman GT, Tang Y, Lin A, et al.: A prospective study of cerebral white matter abnormalities in older people with gait dysfunction. Neurology, 57: 990-994, 2001.

11) Fordyce DE, Wehner JM: Physical activity enhances spatial learning performance with an associated alteration in hippocampal protein kinase C activity in C57BL/6 and DBA/2 mice. Brain Res, 619: 111-119, 1993.
12) van Praag H, Christie BR, Sejnowski TJ, et al.:Running enhances neurogenesis, learning, and long-term potentiation in mice.Proc Natl Acad Sci USA, 96: 13427-13431, 1999.
13) van Praag H, Shubert T, Zhao C, et al.: Exercise enhances learning and hippocampal neurogenesis in aged mice. J Neurosci, 25: 8680-8685, 2005.
14) Neeper SA, Gómez-Pinilla F, Choi J, et al.: Exercise and brain neurotrophins. Nature, 373: 109, 1995.
15) Vaynman S, Ying Z, Gómez-Pinilla F: Hippocampal BDNF mediates the efficacy of exercise on synaptic plasticity and cognition. Eur J Neurosci, 20: 2580-2590, 2004.
16) Berchtold NC, Chinn G, Chou M, et al.: Exercise primes a molecular memory for brain-derived neurotrophic factor protein induction in the rat hippocampus. Neuroscience, 133: 853-861, 2005.
17) Farmer J, Zhao X, van Praag H, et al.: Effects of voluntary exercise on synaptic plasticity and gene expression in the dentate gyrus of adult male Sprague-Dawley rats in vivo. Neuroscience, 124: 71-79, 2004.
18) Christie BR, Eadie BD, Kannangara TS, et al.: Exercising our brains: how physical activity impacts synaptic plasticity in the dentate gyrus. Neuromolecular Med, 10: 47-58, 2008.
19) Erickson KI, Prakash RS, Voss MW, et al.: Aerobic fitness is associated with hippocampal volume in elderly humans. Hippocampus, 19: 1030-1039, 2009.
20) Hillman CH, Pontifex MB, Raine LB, et al.: The effect of acute treadmill walking on cognitive control and academic achievement in preadolescent children. Neuroscience, 159: 1044-1054, 2009.
21) Colcombe S, Kramer AF: Fitness effects on the cognitive function of older adults: a meta-analytic study. Psychol Sci, 14: 125-130, 2003.
22) Hillman CH, Erickson KI, Kramer AF: Be smart, exercise your heart: exercise effects on brain and cognition. Nat Rev Neurosci, 9: 58-65, 2008.
23) Schuit AJ, Feskens EJ, Launer LJ, et al.: Physical activity and cognitive decline, the role of the apolipoprotein e4 allele. Med Sci Sports Exerc, 33: 772-777, 2001.
24) Etnier JL, Caselli RJ, Reiman EM, et al.: Cognitive performance in older women relative to ApoE-epsilon4 genotype and aerobic fitness. Med Sci Sports Exerc, 39: 199-207, 2007.
25) van Praag H: Exercise and the brain: something to chew on. Trends Neurosci, 32: 283-290, 2009.
26) 佐久間肇：障害者における生活習慣病の実態．Journal of Clinical Rehabilitation，14：792-797，2005．
27) Rimmer JH, Schiller W, Chen MD, et al.: Effects of disability-associated low energy expenditure deconditioning syndrome. Exerc Sport Sci Rev, 40: 22-29, 2012.
28) 佐久間肇：脊髄損傷者の生活習慣病・二次的障害予防のための適切な運動処方・生活指導に関する研究．厚生労働省科学研究費補助金障害保健福祉総合研究事業，平成17年度 総括報告書．
29) 宮下充正：体力を定義し，測定する．宮下充正編著，体力を考える-その定義・測定と応用-，pp16-60，杏林書院，1997．
30) 矢部京之助：からだはどのような仕組みになっているか．（財）日本身体障害者スポーツ協会編，身体障害者のスポーツ指導の手引，pp17-62，ぎょうせい，1997．
31) 里宇明元：運動障害者とフィットネス．千野直一編，現代リハビリテーション医学 改訂第3版，p583，金原出版，2009．
32) Kawashima N, Nakazawa K, Akai M: Muscle oxygenation of the paralyzed lower limb in spinal cord-injured persons. Med Sci Sports Exerc, 37: 915-921, 2005.
33) American Spinal Injury Association（Ditunno JF, Chairman and Editor）: International Standards for Neurological and Functional Classification for Spinal Cord Injury. Revised ASIA, 1992.

34）アメリカスポーツ医学会編（坂本雅昭ほか監訳）：慢性疾患を有する人への運動指導テキスト-診断・治療からフィットネスまで-．ナップ，2004．
35）長坂　誠，上月正博：フィットネス向上のための運動処方．臨床スポーツ医学，23：1183-1189，2006．

Coffee break 8：加齢と自立歩行

　本文中で詳しく取り上げているが，加齢による老年症候群と歩行速度の関係性は強い．高齢者の歩行速度が見た目に落ちてきたら危険信号とみなして良い．著者自身，晩年の両親の介護を経験しているが，歩行速度の著しい低下を認識して以降，様々な老年症候が次々に現れてきたことを実感として経験している．できるだけ自立歩行を維持するよう，様々な働きかけをしてみた．しかし本人のやる気を如何に高めるのか，ここに大きな壁を感じたものである．

　現在の日本の高齢者福祉は，様々な問題点を有しながらも，介護を実際に経験した当事者からは，現場で介護に携わっている関係者の方々に心から感謝したい気持ちである．言うまでもなく現場の作業のたいへんさは想像に難くない．高齢者に寄り添いながら日々の介護作業をこなす介護スタッフの姿には心から頭が下がる思いであった．一方，介護現場で活躍する人材の不足は喫緊の社会的課題である．外国人労働者への門戸開放やロボットの導入など，様々な方策が議論されている．財政面の負担増から日本の高齢者福祉の将来に悲観的な意見は多い．しかし私は，高齢者福祉の未来にそれほど悲観的ではない．発展が目覚ましい情報科学の応用や，様々なビジネス化が必然的に介護の質を向上させると信じている．そして，高齢者自身の能力を如何に引き出すか．スポーツなど身体能力を維持・向上させるために有効な手段をいかに取り込むか．これらは産官学が知恵を絞って取り組む課題となるのではないか．そして，いつの日か，要介護になった高齢者が生きがいを見失わず，最期まで楽しく人生を全うできるような高齢者福祉が実現できることを信じてやまない．

索引

和文索引

あ

アクアエクササイズ　164
アクチンフィラメント　52
足踏み反射　18
圧力中心　5
アテトーゼ型　167
　──脳性麻痺の歩行　167
アポリポプロテインE4　156
アメリカスポーツ医学会　12, 164
アメリカ脊髄損傷協会　48, 163
アルキメデスの原理　133
アルツハイマー病　154
異所性骨化　49

位相依存性　22, 25, 26, 28
位相差　95
位置エネルギー　13
一次運動野　16, 54
　──の可塑性　75
一次感覚運動野　16
イップス　44
意図した軌道　93

羽状角　52
羽状筋　53
腕エルゴメータ　164
運動エネルギー　13
運動学習　92
運動学習効果　100
運動学習理論　74
運動関連領野　55
運動指導の流れ　159
運動障害　48
運動処方　159
運動神経ニューロン　56
運動スコア　49
運動制御機構　52
運動前野　16, 54, 57
運動単位　58
　──活動電位　60
運動ニューロン　54, 58
運動不足　157

運動方法　164, 168
運動野　56
運動野細胞　90
運動誘発電位　23, 87, 119
運動連合野　55

エネルギーコスト　128
エネルギー消費量　12, 128
遠心性ニューロン　61
延髄錐体　56
延髄網様体　58
鉛直軸に対する角度　33

横断型　48
横紋筋　52
オペラント条件付け　78
　──トレーニング　79
温・痛覚障害　47

か

外骨格システム　117
外骨格装具　117
介在ニューロン　54, 57
外傷後脊髄空洞症　49
外的仕事量　14
回転力　10
海馬　154
灰白質　58
海馬歯状回　154
解剖学的可塑性　79
外乱　29, 32
下行性指令　84, 102, 111
下行性入力　20
下肢関節角度変化　135
下肢関節周囲筋　91
下肢関節モーメント　9
下肢三関節の動き　6
荷重関連受容器　21
可塑性　46, 74, 78, 104, 116
課題依存性　25, 26, 65, 66, 90, 100
活動依存的可塑性　79
過反射　112
加齢　150, 170
感覚情報　58, 161

感覚スコア　49
感覚入力　21
感覚野　56
関節角度　124
関節拘縮　49
　　──の防止　124
完全脊髄損傷　102
完全損傷　112
完全対麻痺　84, 122, 123, 124
　　──の歩行訓練　123
完全麻痺　46, 101
間脳　14

機械的効率　14
起始細胞　58
義足の幅跳び選手　90
機能退行　124
機能的核磁気共鳴画像　93, 103
機能的自立度評価表　113, 114
機能的電気刺激　123
逆位相　11
求心性インパルス　62
求心性入力　18, 21, 22, 103
求心性ニューロン　61
急速運動　60
橋　58
強化学習　92, 93
教師あり学習　92
共収縮　79
胸髄　20
　　──完全損傷　128
恐怖感　142
胸腰髄損傷　46
筋萎縮の防止　124
筋緊張　89
筋形状　53
筋原線維　52
筋・腱組織　8
筋シナジー　17, 32, 35, 36, 37
　　──の概念　34
　　──の抽出法　35
近赤外分光法　16
筋線維　52, 58
筋線維長／筋長比　53
筋束　9, 52, 53
筋束角　52
筋張力　52, 59
筋電図反射応答　64

筋トーヌス　16
筋の緊張　62
筋紡錘　26, 31, 32, 62, 64, 89
　　──感受性　90
筋放電　161
筋放電量　87, 88, 140

車椅子エルゴメータ　164
車椅子用トレッドミル　164

痙縮　89, 141, 143
　　──減弱　143
頸髄　20
　　──損傷　46
痙性　19, 63, 119, 120, 125
痙性麻痺　112, 164
痙直型　167
痙直型対麻痺者の歩行　167
経頭蓋交流電気刺激　100
経頭蓋磁気刺激　15, 23, 28, 75, 87, 119
経頭蓋磁気刺激法　103
経頭蓋直流刺激法　100
経頭蓋反復磁気刺激　100
系統発生　2, 14
経皮的脊髄電気刺激法　20, 102
痙縮軽減　137
血管径　125
血管コンプライアンスの減少　125
血流量の減少　125
腱振動刺激　20

高位中枢　29, 86
高血圧　164
後効果　96, 100
交叉性経路　22
高次運動野　57
巧緻運動　86
交通事故　46
後部損傷型　48
硬膜外電気刺激　86
股関節周囲筋　123
呼吸障害　46
誤差　94
誤差信号　93
個体発生　2, 3
骨萎縮　49
骨格筋　52
固有感覚の消失　47

固有筋力　52
固有ニューロン　25
混合型　167, 168

さ

最終共通路　54, 58
サイズの原理　59
再生医療　85
再組織化　76, 121
最大酸素摂取量　155
最大随意収縮　87, 88
再編成　74
左右非対称性　100
サルコメア　52
残存脊髄回路の活性化　81

視覚環境　94
視覚入力　57
視覚誘導型運動　95
弛緩型　167, 168
弛緩性麻痺　48, 164
四肢麻痺　47
視床　57
視床下部歩行誘発野　14
耳石器官　31
膝関節筋収縮　90
膝関節周囲筋　91
　　——収縮　92
実現した軌道　93
失調型　167
失調型脳性麻痺の歩行　167
至適歩行速度　12
自転車エルゴメータ　164, 165
シナプス可塑性　79, 92, 154
シナプス前抑制　79
死亡リスク　152
遮断　61
重心の力学的エネルギー　14
自由度の問題　32
重力関連受容器　33
収斂　61
手指運動　74
主成分分析　36
受動運動トレーニング　121
上位中枢神経　54
障害者の健康維持　156
障害者の生活習慣病　157
障害者の二次的障害　157

傷害由来の可塑性　79
上行性入力　20
上頭頂小葉　57
小脳　14, 16, 92
小脳回路　92
小脳プルキンエ細胞　58
小脳歩行誘発野　14
褥瘡　49
自立歩行　47, 84, 170
心筋　52
神経支配比　59
神経発芽　79, 112
身体重心　33
身体的負担度　123, 127
　　——指標　127
身体の記憶　94
伸張性筋活動　60
伸張性筋収縮　10
伸張反射　15, 24, 27, 28, 30, 62, 63, 65, 66, 80, 90, 119
　　——の位相依存性　25, 66
伸張反射の課題依存性　66
心拍数　132, 133
深部感覚　48

随意運動　55
　　——トレーニング　121
随意性　83
　　——筋活動　65
随意的ステッピング　83
スイス対麻痺センターバルグリスト病院　113
錐体細胞　55
水中ポールウォーキング　135, 136, 137, 138, 139, 141, 143
水中歩行　131, 135
　　——トレーニング　131
　　——のバイオメカニクス　133
垂直床反力　30, 133, 134, 135
錘内筋線維　89
スケーリング指数 a　11
ステッピング　20
　　——の位相　24

生活習慣病　46, 49, 158
生活習慣病予備群的異常　158
静磁場刺激法　100
静水圧　131
生命形態学序説　43
生理学的筋横断面積　53

赤核　58
赤核脊髄路　58
脊髄　58, 64
脊髄CPG　18, 33
脊髄運動ニューロン　15, 54, 58, 111
脊髄円錐　48
脊髄円錐症候群　48
脊髄灰白質　102
脊髄完全損傷　35, 84, 85, 111
脊髄頸膨大部　25
脊髄後根刺激反射　25
脊髄後索　101
脊髄硬膜外刺激　100
脊髄硬膜外電気刺激　19
脊髄固有ニューロン　102
脊髄神経　58
　　──機構　102
脊髄神経メカニズム　35
脊髄損傷　46, 48, 84, 101, 163
脊髄損傷後の合併症　49
脊髄損傷者　18, 46
脊髄損傷者用の運動プログラム　164, 165
脊髄損傷の国際評価表　163
脊髄損傷歩行能力指標　113, 114
脊髄内神経回路の可塑性　80
脊髄の運動制御系　58
脊髄運動ニューロン　56, 57
脊髄の可塑性　77, 80
脊髄の神経回路　60
脊髄の損傷型　48
脊髄の中枢パターン発生器　111
脊髄パターン発生機構　110
脊髄反射　57, 142
脊髄反射経路　79
脊髄反射の適応　79
脊髄不全損傷　81, 119
脊髄歩行中枢　113, 115
脊椎の変性病変　47
セグメント　9
絶対筋力　52
セロトニンアゴニスト　86
前角　56
前脛骨筋　138
線条体　93
　　──細胞　94
全身持久性　125
前脊髄症候群　47
前庭　54

──神経核　58
前庭脊髄反射　30
前庭脊髄路　58
前頭頭頂ネットワーク　155
前部損傷型　48
前補足運動野　57

装具歩行中の速度　128
装具歩行トレーニング　84
走行学習　100
走行の適応　99
相反抑制　61, 79
足圧中心　5
足関節底・背屈運動　90
側枝伸長　112
側方動揺　136
組織断層撮影法　8
損傷高位　20, 46, 128
損傷脊髄の再結合　79
損傷脊髄の再生　79

た

第一背側骨間筋　87, 88
対向運動　75
代行作用　104
帯状皮質運動野　57
体性感覚　115
　　──情報　54, 57
体性感覚入力　57
体性感覚誘発電位　47
大臀筋収縮　90
大脳運動野　15, 23
大脳基底核　12, 92, 93
　　──回路　92
大脳の運動制御系　55
大脳皮質　17, 64
大脳皮質運動野　54
大脳皮質制御　17
大脳皮質−皮質下回路　92
体部位局在性　55, 57
対麻痺　18, 19, 20, 23
体力テスト　164, 168
他動的ステッピング　18
短縮性筋収縮　10
短潜時伸張反射　64, 89
短潜時成分　64
短潜時反射　62, 66

中心型　48
　——損傷　47
中枢神経損傷　74
中枢神経の可塑性　100
中枢パターン発生器　3, 15, 18, 33
中脳　14
中脳ドーパミン細胞　93
中脳歩行誘発野　14, 18
チューリッヒ大学附属バルグリスト病院　116
超音波法　8
長潜時伸張反射　89
長潜時成分　64
長潜時反射　62, 64, 65, 66
長潜時反射成分　15
直立二足歩行　2
直立二足歩行制御　14
直立二足歩行のバイオメカニクス　3
陳述記憶　94

杖歩行トレーニング　84

低循環　125
定常状態酸素摂取量　128
低代謝　125
底背屈運動　25
適応モデルの仮説　98
転移　99
転倒　46
　——確率　152
伝統的スポーツ文化の疲弊　148
転倒リスク　90
転落　46

同期的な収縮　34
到達運動課題　94
頭頂連合野　57
登上線維　93
トレッドミル　164
　——トレーニング　84
トレッドミル歩行　165
　——歩行トレーニング　85

な

内的仕事　14
内部モデル　93

二次的障害　49
二重課題負荷検査　152

ニューロモジュレーション　100, 102, 103
認知機能　150, 152
認知障害　152

熱伝導率　131

脳幹　54
　——の運動制御系　58
脳血管障害　164
脳血流調節の障害　164
脳梗塞　16
脳情報デコーディング　17
脳神経核　58
脳性麻痺　86, 89, 166
脳の可塑性　86
脳の再編　86
脳由来神経栄養因子　154

は

ハーネス　118
背外側前頭前皮質　155
背外側前頭前野　100
背景筋活動　27, 28, 66
背側運動前野　57
廃用性症候群　49, 160
白質　58
パターンジェネレーター　102
パチニ小体　61
発火閾値　103
発火頻度　60
発散　61
馬尾神経症候群　48
パラアスリート　86
パラステップ　124
ばらつき　11
パラリンピアン　86
パラリンピックアスリート　92
汎化　99, 100
反響回路　61
反射　61
反射運動　61
　——の神経機構　60
反射回路　54
反射弓　64
反射性出力　161
半側損傷　47

皮質運動野　54

皮質延髄路　55
皮質脊髄路　15, 16, 18, 23, 28, 29, 55, 56, 78, 83, 90
　　——興奮性　23, 119
非陳述記憶　94
皮膚合併症　49
非負値行列因子分解　35
皮膚反射　24

フィットネスエクササイズ　131
フォーカルジストニア　44
複髄節反射　25
腹側運動前野　57
不全四肢麻痺　46
不全脊髄損傷　79, 115
不全損傷　111, 112
フットリフター　117
ブラウン・セカール型　48
　　——損傷　47
フラクタルゆらぎ　11
プリズム順応　94
プルキンエ細胞　92
文武両道　147

平滑筋　52
平均心拍数　128
平行筋　53
平行線維　93
平面法則　33
閉ループ　58
片側上肢エルゴメータ　164
片麻痺　89, 98, 138, 143, 164
　　——者のための有酸素性トレーニング　165
片麻痺歩行　166

縫工筋　53
報酬の予測　93
報酬予測誤差　93
歩行訓練　122
歩行周期のばらつき　11
歩行障害　152
歩行神経回路　85
歩行装具　122
歩行速度　150, 151
　　——の減少　151
歩行トレーニングロボット　115
歩行の効率　14
歩行の適応　95, 99
歩行のニューロリハビリテーション　74

歩行の変化　150
歩行のゆらぎ　11
歩行誘発野　14
歩行様筋活動　20
ポジトロン断層法　16, 103
補足運動野　16, 54, 57

ま

マイスナー小体　61
末梢感覚入力　26
麻痺　86
麻痺肢の他動運動　160

ミオシンフィラメント　52
三木成夫　3, 43
水の特性　131

無意識　58

免疫活性　125, 126
免疫機能　125
免荷式ステッピングトレーニング　110
免荷式トレッドミル歩行トレーニング　18, 85, 110
免荷式歩行トレーニング　110, 113, 120
　　——研究　116
　　——の効果　113
　　——の実際　112
　　——の理論　111
免荷装置付のトレッドミル　164
メッセンジャーRNA　154

網様体脊髄路　16, 58

や

やる気　120

有酸素性運動能力　154
有酸素性作業能テスト　164
床反力　5, 124
床反力計　5
床反力3成分　5, 134
床反力制動成分　99, 100
床反力ベクトル　10
有酸素性能力　156
ゆらぎ　11
　　——解析　11

腰髄　20

腰仙髄神経回路　82
抑制性介在ニューロン　24

ら

落下実験　30
ランダムノイズ様信号　100

力学的仕事量　14
力場　94
立位訓練　129
両側視覚野　16
臨界期　122

ルフィニ終末　61

老年症候群　150, 151
ロボット型歩行トレーニングの効果　118
ロボットスーツ　130
路面落下歩行　30

欧文索引

ACSM　12, 164, 165
Adapted Physical Activity, Adapted Sports　168
AFO　123
after effect　96
American Spinal Injury Association　48, 163
ankle foot orthosis　123
APA　168
ApoE4　156
ARGO　123, 127
AS　168
ASIA障害尺度　49
ASIAの評価表　46

background EMG activity　66
BDA　83
BDNF　154
Bernshtein　34
BGA　66
body-weight supported stepping training　110
brain derived neurotrophic factor　154
Brodmannの6野　57
Brodmannの分類　55
BWST　85
BWSTT　113

c-fos　83

center of mass　13
central pattern generator　3, 14, 111
cerebellar locomotor region　14
CLR　14
COM　13
COP　5
CPG　3, 14, 15, 18, 33, 85, 102, 111
　──の連関　25
CR　24

DALEEDS　157, 158
decomposition法　60
detrended fluctuation analysis　11
DFA　11
Dietz　20, 26
disability-associated low energy expenditure deconditioning syndrome　157, 158
DLPFC　100, 155
Dorso Lateral Prefrontal Cortex　100, 155

EA　6
Easystander®　21
EksoGT　129, 130
elevation angle　6, 33
ES　100
external work　14

fast twitch　59
fatigable　59
fatigue resistant　59
FDI　87, 88, 89
FES　123
FF型　59
FIM　113, 114
FI型　59
fMRI　90, 93, 103
Frankelの評価法　49
Frankel分類　49
FR型　59
functional electrical stimulation　123
functional magnetic resonance imaging　93
F型　59

graviceptor　33

H−反射　24, 26, 28, 78, 79, 119
HAL®　130
HDLコレステロール　126

Hebbの学習則　112
Hoffmann reflex　24

intermediate　59

KE　13
kinetic energy　13

LLB　123
load receptor　21
Lokomat®　21, 116, 120
long leg brace　123

M1神経細胞　89
MEP　23, 87, 119
mesencephalic locomotor region　14
mini mental state examination　152
MLR　14
Morris water maze　153
motor memory　94
motor unit action potential　60
MUAP　60
muscle fascicle　52

NCPAD　169
NdFeb　100
newborn stepping　18
NIRS　16
NK細胞活性　125, 126
NMF　36
Non-negative Matrix Factorization　35

OGMT　113

Para Step™　123, 124
PCA　36
PCI　127
PE　13
PET　16, 103
phase-dependency　25
physiological cost index　127
planar law　33
positron emission tomography　16
postural threat　90, 142
potential energy　13
Principal Component Analysis　36

RCT　113, 114, 119

reaching movement task　94
reflex reversal　26
repetitive transcranial magnetic stimulation　100
ReWalk™　129, 130
REX　129, 130
rTMS　100

segment　9
slow twitch　59
SLR　14
somato-sensory evoked potential　47
spinal pattern generator　110
SSEP　47
subthalamic locomotor region　14
S型　59

tACS　100
tDCS　100
The National Center on Physical Activity and Disability　168
timed up and go　152
TMS　15, 23, 28, 87, 88, 103, 119
transcranial alternating current stimulation　100
transcranial direct current stimulation　100
transcranial magnetic stimulation　15
TUG　152
type F　59
type S　59

VGRF　135
$\dot{V}O_2$　133
$\dot{V}O_2max$　155

white matter hyperintensity　153
WISCI Ⅱ　113, 114
WMH　153

Zancolliの評価法　49

$\alpha-\gamma$連関　65
α運動ニューロン　58, 60, 62
　——の活性度　65
γ運動ニューロン　89
　——の活性度　65
Ⅰ群感覚線維　65, 80
Ⅰa群感覚線維　26, 62, 64, 89
Ⅱ群感覚線維　62, 65, 89

[著者紹介]

中澤　公孝（なかざわ　きみたか）

1962年5月　長野県生まれ
東京大学大学院教育学研究科博士課程体育学専攻修了，博士（教育学）
前職：国立障害者リハビリテーションセンター研究所運動機能系障害研究部長
現職：東京大学大学院総合文化研究科生命環境科学系教授
専攻：運動生理学，リハビリテーション科学

＜主な著書＞
中澤公孝，「9．人体筋の計測，9．3筋活動水準を測る，9．3．1筋電図法」，福永哲夫編著，筋の科学辞典，pp415－420，朝倉書店，2003．
中澤公孝，5．身障者の歩行（脊髄損傷者の歩行），金子公宥，福永哲夫編著，バイオメカニクス，pp156－165，杏林書院，2004．
中澤公孝，「11」脊髄損傷者の移動機能回復可能性とその神経機序，矢部京之助ほか編著，入門運動神経生理学－ヒトの運動の巧みさを探る－，pp132－143，市村出版，2003．
中澤公孝，関口浩文「11」ニューロリハビリテーションと神経筋機能回復－伸張性筋収縮のトレーニング－，矢部京之助ほか編著，入門運動神経生理学－ヒトの運動の巧みさを探る－，pp336－340，市村出版，2003．
中澤公孝，「第8部　歩行に関する研究の現状と今後」，二瓶隆一ほか編著，頸髄損傷のリハビリテーション　改訂第2版，pp347－349，協同医書出版，2006．
中澤公孝，「基本運動」，岩谷力ほか編著，運動器リハビリテーションクルズス，pp61－74，南江堂，2008．
中澤公孝，歩行のニューロリハビリテーション，杏林書院，2010．
中澤公孝，「歩けない」から「歩ける」へ－身体の持つ機能回復の可能性－，松田恵示ほか編，福祉社会のアミューズメントとスポーツ－身体からのパースペクティブ－，pp36－50，世界思想社，2010．
中澤公孝，「I.2.C.筋電図」，北川　薫編，機能解剖・バイオメカニクス，p33－42，文光堂，2011．
中澤公孝，「5.6 運動と神経」，田口貞義監修，小野寺孝一，山崎先也，村田　伸，中澤公孝編，健康・運動の科学，pp154－162，講談社，2012．
中澤公孝，「2.生理学的基礎，（1）神経筋機能」宮下充正編，Medical Nordic Walking－ノルディック・ウォークの医科学的基礎－，pp13－15，全日本ノルディック・ウォーク連盟，2016．
中澤公孝ほか「4章　水中ポールウォーキング」，宮下充正編，Medical Nordic Walking－ノルディック・ウォークの医科学的基礎－，pp92－99，全日本ノルディック・ウォーク連盟，2016．

2010年 8月10日　第1版第1刷発行
2019年10月10日　第2版第1刷発行

歩行のニューロリハビリテーション
　定価（本体2,700円＋税）　　　　　　　　　　　　　　　検印省略

　　　　　　　　　著　者　中澤　公孝
　　　　　　　　　発行者　太田　康平
　　　　　　　　　発行所　株式会社　杏林書院
　　　　　　　　　　　　　〒113-0034　東京都文京区湯島4-2-1
　　　　　　　　　　　　　Tel　03-3811-4887(代)
　　　　　　　　　　　　　Fax　03-3811-9148
© K. Nakazawa　　　　　　http://www.kyorin-shoin.co.jp
ISBN 978-4-7644-0073-3　C3047　　　　　　三報社印刷/川島製本所
Printed in Japan
乱丁・落丁の場合はお取り替えいたします．

・本書の複製権・翻訳権・上映権・譲渡権・公衆送信権（送信可能化権を含む）は株式
　会社杏林書院が保有します．
・JCOPY＜（一社）出版者著作権管理機構 委託出版物＞
　本書の無断複製は著作権法上での例外を除き禁じられています．複製される場合は，そ
　のつど事前に，（一社）出版者著作権管理機構（電話 03-5244-5088，FAX 03-5244-
　5089，e-mail：info@jcopy.or.jp）の許諾を得てください．